摂食障害との出会いと挑戦

アンチマニュアル的鼎談

松木邦裕・瀧井正人・鈴木智美

岩崎学術出版社

プロローグ――鼎談を始めるにあたって

松木邦裕

摂食障害については、これまで多くの著作が著わされています。その中には治療ガイドラインや治療のハウトゥを示したものも幾つかありますが、そうした指針や方法に従って治療を進めていこうとしてもまったくうまくいかないことは、ほとんどすべての臨床家が経験済みのところでしょう。あきれるほどに治療にならなかったとの思いを抱いた臨床家も多いのではないかと思います。あるいは、うまくいかないどころか、翻弄されてすっかり消耗してしまったという治療者も少なくないと思います。このうまくいかなさに懲りて、摂食障害を診ることをやめた治療者や治療施設も存在します。

個人的な意見ですが、その理由は、摂食障害の治療はその患者にとっても、また治療者にとっても、極めてパーソナルな経験の部分が大きいからではないかと思います。人への信頼もしくは不信というところで、摂食障害を病むその人に私たちが人間を問われる機会が、その治療過程においてたびたびあります。そして、陰に陽に問いが向けられてくるそのときをどのようにやりぬいていくかが、治療の要であると同時に、摂食障害の治療者として私たちが成長する機会でもあるのです。

ここに存在する難しさは、そのこと自体が、この手荒い経験に生き残った臨床家において初めて認識でき表現できることである、との事実にあります。摂食障害を真に治療できる治療者探しの難しさに日頃困惑しながら、このような治療経験を踏まえた摂食障害治療を、若手の、あるいは手詰まりを感じている臨床家や医療スタッフに伝えることには大きな意義があるにちがいないと私は思い至りました。そして鼎談という形式によってこそ、熟達した治療者たちの臨床感覚をいきいきとした臨場感をもって伝えることができると考えました。

こうして私はこの鼎談に、ふたりの臨床医を招きました。ひとりは瀧井正人です。大学病院での摂食障害の治療を実直に貫き通してきた心療内科医です。治療技法として認知行動療法を学び実践してきました。著書『摂食障害という生き方――その病態と治療』（中外医学社）には、瀧井の豊かな臨床経験とそこに生まれた叡智が豊饒に盛り込まれています。もうひとりは鈴木智美です。精神科医であるとともに精神分析家である鈴木は、精神分析の立場から摂食障害に取り組んできました。鈴木と私が編集した『摂食障害の精神分析的アプローチ――病理の理解と心理療法の実際』（金剛出版）には、精神分析的精神療法による鈴木の深く真摯な治療が提示されています。

治療方法は違えど、このふたりの臨床家こそが摂食障害の治療に正面から真摯かつ有効に取り組んでいることを、瀧井とは日頃の交流から、鈴木とは共に働いた経験から私は知っていました。本物の摂食障害治療者であるふたりを鼎談に招くことに、私の中には躊躇はまったくありませんでした。

私からの突然の鼎談の提案を戸惑いながらも快く受け入れ、ある日の朝にふたりの臨床家は集ってくれました。瀧井と鈴木は初対面でした。こうして摂食障害をめぐる鼎談は皮切られました。

目次

I　イントロダクション

何故にこの鼎談か

松木　それでは、始めさせていただきます。最初に、お二人にこの鼎談を提案しました、私なりの背景と言いますか、私の考えを述べさせていただきたいと思います。

私は一九七五年に医師になって以来、ずっと摂食障害を診る機会があって、関わって来ました。瀧井先生がご著書(1)で書いてもおられるように、私自身も以前に著し(2)ましたように、摂食障害という病は、一つの生き方、あり方であると、治療を重ねていくほどに実感してきました。そうしますと、そうした「摂食障害という生き方、あり方にどう関わるのか？」との課題が現れてきました。この課題はわれわれに大変な根気と真剣さを要求すると思うんです。そうした時に、普通の医学的発想といいますか医療的発想(3)に基づきますと、どうしてもそれがそこまで行き届かないところで、つまり目の前の症状を軽減することでよしとするような治療を行うにとどまってしまいます。こうした現状が多くあるのが、実際に今日の摂食障害の医療であるように感じるんです。

そうではなくて、摂食障害の人たちの生き方、あり方にきちんと関わる治療をできる、あるいはしている、そういう医師たちの話は、大変貴重だと私は思うのです。

(1) 瀧井正人『摂食障害という生き方』(中外医学社、二〇一四)

(2) 松木邦裕『摂食障害というこころ』(新曜社、二〇〇八)

(3) 医学的・医療的発想：病者の訴える症状、苦痛を軽減し除去することを一義的に目指す。しかし、とくにこころの病の背後にその人の生き方、あり方が大きく関与していることは少なくない。そこでは症状の除去や軽減は治療の入口に過ぎないことは少なくない。

私が知る、摂食障害のそうした生き方・あり方に関わる治療を実践しているお二人の先生のお話を、しっかり伺いたいとの気持ちで、この鼎談を提案いたしました。お二人の先生に快く引き受けていただいて、こうして実現していることを大変嬉しく思いますし、ここで、これから生まれるものが、この本を読まれる方に、その臨床実践に大変役に立つものになるだろうということを確信して、始めたいと思います。

摂食障害の歴史

摂食障害は現代の病ではあるが「現代病」ではない

松木　わが国で摂食障害は、おそらく一九七〇年代あたりから、とりわけ一九八〇年代に入って、病む人たちの割合が目に見えて増えて来たんじゃないかと私は感じています。しかし、単純に時代の変化で現れたという特別な病気ではなくて、元からある病気であるのは間違いないんですね。

医学の歴史ではよく知られているように、ガル[4]が一八七三年に神経性無食欲症（Anorexia nervosa）という、摂食障害の中核病態を記載しているのが、医学的には最初なんです。しかしわが国の民話などには、たとえば江戸時代の「食わず女

（4）Sir William Withey Gull（1816-1890）：一九世紀英国の精神科医。ヴィクトリア女王の侍医を務めたが、一説に切り裂きジャックの正体とも言われる。

房」(5)とかいうのがあります。日中は全然食べないんだけど、旦那が仕事に行っている間に大食します。頭の髪の毛をかきわけたら、そこに大きな口があって、そこからご飯をとんでもない分量食べていたという話です。それは要するに拒食・過食の状態ですね。嘔吐もしてるのかもしれません。民話ではその女房は実は山姥だったということになっています。そういう摂食障害に特異な食行動が江戸時代からあったということですから、その文脈からは、やせたからだが高く評価されダイエットが興隆する、単に現代文化的なものでないのは確かだと思います。

　日本でこの病気がより注目されたのは一九六〇年代からだと思います。この時代には、神経性食欲不振症とか神経性無食欲症(6)とかいう病名とともに、「思春期やせ症(7)」という病名がありました。今は思春期やせ症という病名はほとんど聞かないんですが、摂食障害と言われる病名の本体を考えれば、やせ症であって摂食の問題ではないですよね。摂食障害というのは、あとでディスカッションになると思いますけれども、摂食の異常や偏りは派生的な病態であって、「いかにやせているか」という問題が本質だと考えます。この実態から見るなら、当時の思春期やせ症という病名は非常に妥当なものであったなと感じます。

　そして一九七〇年代になると、やっぱりこの病が増えて来たということもあって、非常に注目されるようになります。私自身は一九七五年から臨床を始めることにな

(5) 口無し女房、蜘珠女房ともいい、日本全国に分布する昔話。飯を食わない女房を欲しがる男を娘が訪ねてきて、飯を食わないと言うので男は女房にする。ところが米の減る量が多いので、仕事に出かけたふりをして天井から覗くと、女房は大きな釜で飯を炊いて握り飯をつくり、頭の中央にある口へと投げ込んでいた。事情を知った男が追い出そうとすると、女房は桶を作ってくれと頼み、それに男を入れて山へ担いでいく。男は途中で逃げ出すが、それを知った女房＝山姥は、今晩蜘蛛になり自在鉤を伝って捕りに行くと仲間に話す。これを聞いた男は火を燃やして待っていて、蜘蛛が降りてきたのをすばやく摑まえ火にくべて殺してしまう。(『日本伝奇伝説大事典』角川書店より)

(6) 神経性食欲不振症という病名は心療内科領域で、神経性無食欲症との病名は精神科領域で使用されてきた。

ったのですが、その当時は米国のブルッフ(8)の摂食障害のテキストブックが一番有名だったですね。ブルッフは精神分析の立場の人でしたが、その記述は力動精神医学的なものでした。ほとんどそれしか無かったぐらいだったのかな。その当時あたりから、日本では下坂先生(9)とか末松先生(10)とか、そういう先生方が、拒食を主徴とする摂食障害の病態とか治療について書いておられました。一九七〇年代まではやっぱり拒食の人が多かったように思います。なかなか拒食から過食にならない。拒食で頑張り通す人が七〇年代あたりは多かったと感じます。

八〇年代から摂食障害の病態が多様化しはじめた

その後一九八〇年代になって、患者さんがさらに増えて来るんです。八〇年代に入りますと、拒食から時を置かず過食に移行し、むしろ過食が病像の前景に出てくる人たちが増えてきました。過食と自己誘発性の嘔吐や下剤濫用、さらには手首自傷とかある種の家庭内の暴力というか、家の中で興奮して暴れて器物を壊す、そういう状態が加わるといったように、病態の変化が目立って出てくるようになったと思います。八〇年代には、ミニューチン(11)の家族療法的な治療といった新しいアプローチも出てきました。ミニューチンはもともと精神分析の訓練を受けていて、臨床では非行の子どもをみていて、そこから摂食障害もみるようになった精神科医では

(7) たとえば下坂幸三『青春期やせ症の精神医学的研究』精神経誌六三（一一）一〇四一－一〇八二

(8) Hilde Bruch（1904-1984）：ドイツ生まれの米国の精神科医、精神分析家。摂食障害と病的肥満に関する先駆的研究で知られる。

(9) 下坂幸三（1929-2006）：精神科医。専門は精神分析学で摂食障害の治療で知られる。

(10) 末松弘行（1935-）：精神科医。心身症や摂食障害の治療で知られる。

(11) Salvador Minuchin（1921-）：アルゼンチン生まれの児童精神科医で構造派家族療法の創始者。

なかったかと思います。摂食障害には盗みといった反社会的要素がありますから、つながるところはあります。

一九九〇年代に入ると、摂食障害の患者さんは群を抜いて増えはじめ、さらに多様な病態が出てくるし、いわゆる中核的な摂食障害というよりも、何かボーダーライン[12]がベースで摂食の障害もある人とか、その他いろんな人たちが摂食の病態を呈するようになって来たという感じがします。日本でも相当人気のあったカーペンターズのカレン・カーペンター[13]が死んだのは一九八〇年代ですよね。彼女が拒食症状態だったのか過食・嘔吐の病態だったのか私は知りませんが、彼女が若くして人気も高いうちに亡くなったことが、こういう病気があるのだということを世間に知らしめるのに結構大きいものがあったんじゃないかなと思いますね。知らしめるというのは、単なる警告じゃなくて、こういう病気にあなたもなれますよという、そういうインプリケーション（含み）も当然発生すると思うんですけれども、言わば、そうした負の影響があったのではないかと思います。

こうした一九九〇年代の勢い、本質的には一九八〇年代からの勢いが今日に至っているというところがあるのかなと思います。その背景として、一つには、やっぱりわれわれの生活が物質的にすごく豊かになったということがあるんではないでしょうか。一九七〇年代半ば、私が摂食障害の人を治療するようになった頃は、拒食

(12) ボーダーライン・ステート、ボーダーライン・パーソナリティ障害等の病名で表される、不安定な情動、破壊・攻撃衝動の出やすさ、自己同一性確立の困難さを主徴候とする病態。青年期に顕在化しやすい。パーソナリティ障害の一型として今日位置づけられているが、精神病との連続性でとらえる見解が歴史的には存在する。

(13) Karen Carpenter（1950-1983）：一九七〇年代に大きな成功を収めた米国の兄妹ポップス・デュオ、カーペンターズのヴォーカリスト。ヒット曲に「遥かなる影」、「スーパースター」、「イエスタデイ・ワンス・モア」等がある。

を貫く人が多かったというのが一つの特徴でした。もう一つは、摂食障害になる人というのは、どちらかというと家庭的に恵まれてるというか、言わば社会層として、中の上ぐらいはあるような家庭の娘という人が多かったですね。でも一九九〇年代になると、どんな経済水準の家からでも摂食障害の人が出てくる、そういう状況になったと思います。昔は食べ物というのは安易に手に入らず貴重だったんだけど、今では一番お金のかからないストレス発散の方法は、安い食べ物をいっぱい食べることではないでしょうか。むしろそういう気晴らし用消費財みたいに食べ物がなっています。こうした文化的な違いがあるのかなと思います。先生方もご存じのように摂食障害の人はコンビニに行って、安い食べ物をいっぱい買い込んで、中には万引きしたりして、それを家で食べて吐くという病的行為を繰り返している人が少なくないですからね。[14] そんな歴史の流れでの今日的状況の中に、私たちはいるんじゃないかと思います。

そういうふうに摂食障害の人がすごく増えているんですが、瀧井先生のお話では九大[15]の心療内科の入院患者の半分以上ですかね、摂食障害は。

瀧井　そうですね、私がいた時はもっと、三分の二ぐらいですね。

松木　ああ、そうですよね。福大[16]の精神科なんかは鈴木先生がいたときはどのぐらいだったんですか。

(14) 自宅ではなく、外、たとえば車の中や公園で過食・嘔吐する人も出てきている。

(15) 九州大学：一九一一年に設置された国立大学。日本で初めて心療内科が創設された。初代教授は池見酉次郎。

(16) 福岡大学：一九四九年に設置された私立大学。精神科は力動精神医学を基盤にしていた。

鈴木　そんなに多くなくて、入院では一割ぐらいだったと思います。

松木　一割ぐらいですね。そういうふうに全体的に、どこの病院にもいる時代になって来ましたね。昔は本当に限られた病院に限られた数しか見られない病気だったんですけどね。

臨床での問題点

見立て

松木　摂食障害を私たちが診断し治療しているときに、大変な難しさがいろいろなところにあるのを、私はこれまでの臨床で感じています。まずはその診断、見立ての難しさがあると思うんです(17)。診断ということは、当然鑑別診断の重要性を包含しています。いわゆる中核的な摂食障害の人もいれば、先ほどお伝えしたように、ボーダーラインなのか摂食障害なのか、鑑別が難しい状態の人もいれば、ベースはヒステリー(18)だろうと思える人が摂食障害の病態を呈していることもあれば、精神遅滞あるいは統合失調症の人で摂食障害の状態を呈している人もいます。過食の場合には、うつが主体なのか過食が主体なのかの鑑別が難しいようなケースもあるんですが、やっぱり摂食障害を診るということにおいては、その人が中核的な摂食障害か

鑑別診断
- 中核的摂食障害(倒錯的自己愛パーソナリティ)
- 恐怖症(とくに学童や幼児の場合)
- ヒステリー性のパーソナリティ
- 情緒不安定性パーソナリティ(境界パーソナリティ障害)
- スキゾフレニア・スキゾイド(精神病性破綻の防衛)
- 精神発達遅滞の不適応反応
- うつ病　など

図1　その摂食障害患者は誰なのか
――臨床現象と心的力動の両面からの診断の大切さ

(17) 図1および213頁を参照。

(18) hysteria：薬物治療に特化したDSM診断では消えたが、精神科や心療内科の臨床実践に際しては不可欠な診断名である。ヒステリーは、解離や身体化、もうろう状態といった症状

どうかというのを見定めることが非常に大事だと思います。この診断決定がなかなか難しいところでもあると思いますし、しかし、より厳密に診断しないと治療の方向付けができません。診断については、今日もまだ難しさが続いていると思います。

治療

それから、この方たちの治療です。どういう治療が必要なのか、何を治すのが有効な治療なのかという問題が、ここにあると思うんです。たとえば、体重を増やせばいいのかということがありますし、何らかの社会適応的活動、つまり、登校や職業活動ができるようになればいいのかということもありましょうし、この人たちが訴える過食を治せばいいのか、あるいは抑うつ的な気分を治せばいいのか、パーソナリティ／こころの病理を是正するのか、と、何を治したら本当にいいのかという問題です。言い換えれば、摂食障害の治療が非常に表面的な治療で終わるということが、摂食障害の治療を専門にしていると公言しながらも、今日の臨床現場ではたくさんあると感じるところが、私にはあります。とりあえずの体重の増加や、患者本人の訴える過食や抑うつの軽減などです。それでは「表面的ではない、きちんとした治療というのがどんなものなのか」を整理しておく必要があるかと思います。これはこの鼎談の重要な課題と考えています。そして、それはどんな質において有

面でみたてられる側面と、情緒表出の豊かさや揺れ易さ、被暗示性、とり入れ同一化の起こりやすさといったパーソナリティの特質から見立てられる側面の両面をもつ。

まとめ　見立ての注意
摂食の症状や病理が認められることで即、摂食障害とは見立てない。

まとめ　治療者の課題
摂食障害の何を治すのかを熟考する必要がある。

益なのかということもありますね。

摂食障害の治療の難しさとして、まずその本人が治療を拒否することが多いという、治療拒否の問題が最初に発生するというのは、摂食障害に関わった方は皆さんご存じだと思います。その本人が自発的に来るよりも、最初は親だけが相談に来たり無理やりに親が連れて来たりとか、そうしたところから始まることが多いわけです。本人は「私は病気じゃない。ただほんの少しやせているだけであって」、と。しかも、「やせてもいない」という人がいたりします（笑）。このような治療を拒否するということが最初に前面に出てくる問題です。それだけではありません。本人が、摂食障害の本質的な問題ではないだろうところを病的なこととして訴えて、その治療を求めるということがありますね。たとえば過食だったり、抑うつ状態だったりするのは、つまるところ摂食障害の人がやせを求めるための独特な食行動を持続しているために起こってしまった、二次的なものであるはずなんですが、そこだけを治せばすべて問題がなくなってしまうかのような話が出てきます。それから治療をしていると経過の中で、治療に来ているはずのこういう患者さんたちが、治療が無効なものになるようにわれわれを巻き込んでいく動きが起こってきます。治療の無効化と言ってもいいと思うんですけれども。そしてそこに家族も巻き込まれて、治療が混乱したり、治療のオリエンテーションが失われてしまいます。こうした治

まとめ　摂食障害治療の難しさ

①本人の治療拒否
②本人が二次的な症状の治療を求める
③本人が治療を無効化しようとする

療について、「本質的にどんな治療が必要かつ有効な治療か」ということを考えることは、摂食障害の治療では本質的な、そして重要な主題であると思います。

社会・文化

それから、先ほどちょっと述べましたけれども、こういう摂食障害の人が社会適応として、たとえば学校に行けるようになったり、仕事ができるようになったりするということが、本当の治療かという問題があると思うんです。というのは、私の経験からしますと、未治療の人とか、治療に乗らない人に限って、ちゃんと学校に行ったりちゃんと仕事をしてるんです。むしろ治療が適切に展開すると、もともと抱えていた不安や自信のなさが当人に自覚されて引きこもるようになることが出てきます。それは拒食ができなくなって、あるいは嘔吐ができなくなって、これまでの慢性の飢餓の反動として普通量以上に食べるようになって体重が増えたりすることと連動するんですけど、そうなると、かえって学校に行けなくなったりとか、仕事が難しくなったりということが起こります。表面的な社会適応と本来的な適応という、そういう社会への適応の問題もこの人たちは含んでいると思うんですね。(19)

過食・嘔吐をしない時間を作るために働きに行く人がいます。その一方では、働いている最中も頭の中では食べることばっかり、食物のことばっかり考えています。

まとめ
摂食障害の場合、社会での適応向上が健康度の向上ではない。

(19) 未治癒の摂食障害の人たちには、表面的には社会適応しているケースが多い。

「仕事が終わって家へ帰ったら、どう過食・嘔吐しようか」ということばっかり考えて一日過ごしていると言います。そんなふうな生き方になってしまっては、本当の意味での社会適応にはならないだけではありません。もうそうなっちゃうと、友達や家族ともつきあえないし、まさに、孤独な中にただ働いて帰って過食して吐いてというすっかり閉塞した人生になってしまっています。こうした病的行動を隠すために、作話や嘘をついたり偽ったりしてしまいます。どんどん普通の人間関係や生き方から遠ざかってしまうんです。人として生きることの豊かさが全く無くなってしまう、欠落してしまっています。実際、そんな生き方が起こってしまっているということは少なくありません。だから私は、摂食障害の治療というのは、「その人が人として生きることの豊かさをどう取り戻すか」という、そこに関わることではないかと思っています。

私なりの、こういう摂食障害の人たち、あるいはその治療が抱える難しさ、問題点というのを一通り提示したわけなんですが、私が述べてきたところでは足りない多くの問題や難しさがあります。そうしたことについて、摂食障害の治療者として真に患者さんたちに肉薄した臨床家である瀧井先生と鈴木先生に臨床経験から十分語っていただきたいと思います。

まとめ 摂食障害では深刻な苦悩に生きていることの豊かさの喪失がある。

摂食障害との出会い

松木　これから私たち三人それぞれが簡単な自己紹介をしていきたいと思います。摂食障害の治療者としてのご自分の専門、臨床の場、治療法等について、まず簡潔に述べていただきたいと思います。それに加えて、「なぜ摂食障害を診ているのか」ということも語っていただけたらありがたく思います。なぜなら、このことが異なる視点から摂食障害を照射してくれると思うからです。ではまず瀧井先生からお願いします。

「丸腰で猛獣と格闘するような……」

瀧井　はい、私は医者になって二五年あまりなんですけれども、そのほとんどの期間、九州大学病院の心療内科[20]で摂食障害などの治療をして来たわけです。最初は、何か変な病気だなぁというそういう印象でしたけれども、何かこう興味があったといいますか。九大の心療内科というのは、全国のいろんな病院でうまくいかなかった人たちが集まって来て、予選を勝ち抜いてやってきたツワモノぞろいであるということで、「ここは甲子園だ」と先輩たちは誇らしげに呼んでいました（笑）。さら

(20) 患者を身体面だけではなく心理・社会面を含めて統合的に診ていこうとする心身医学を実践する診療科。

に外来でもダメだった人が入院するわけなんですが、若い先生は最初何の病気の知識も、心理療法の知識もなく、いきなり主治医にさせられて、そこでどうしたらいいのか、教科書にそういう患者さんの治療も書いてないし、上の先生のアドバイスみたいのもあるんですけれども、それをやってもなかなかうまく行かないし、ということで困ってしまって。それで何か本を読むよりも、とにかく患者さんと向き合って、そこでいろいろ迷いながら苦しみながらやっていくというのが、まあ心療内科の研修みたいな感じでですね。ちょっと丸腰で何か猛獣と格闘しているような（笑）、そういうイメージがあるんですけれども。

松木　ははは（笑）。

瀧井　それで一年近く病棟でやって、まあ自分は何もできないんだなぁと。こういう重症の患者さんに対して何もできないし、言っては何ですけども、その当時の九大心療内科がそういう有効な方法を持っているかというと、持ってないなというふうに思いまして。

それでまあ、当時は心理療法と言ったら行動療法か精神分析か、そのぐらいのイメージだったんですよね。それでちょっと縁があって鹿児島大学の第一内科の野添先生[21]のところへ行きました。その前に、野添先生がどんな治療をしてるのかというのを知る機会があって、それは納得のいくもんだということを思って、一年間ほど

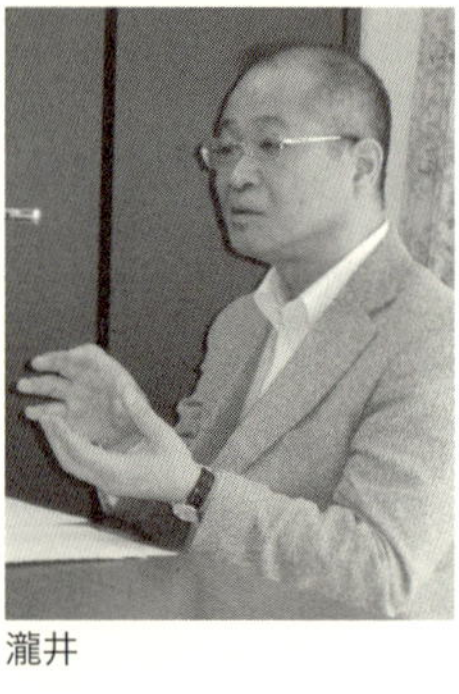
瀧井

(21) 野添新一：心療内科医。専門は心身医学。摂食障害をはじめとする心身症に対して行動療法を行い成果を上げた。後に鹿児島大学心身医療科初代教授。

国内留学をさせてもらって、その治療法、行動療法ですけれども、そういう治療法とか、それから見立て、治療者としてのあり方とか、そういったものの影響を受けまして、以後、また九大病院へ戻ったんですけれども、そこでまたいろんな経験をしながら、やって来たわけなんです。

摂食障害には病理はない？

心療内科というのは、こころを対象にしているという理想があるわけですよね。そして、病棟は何の物理的な枠組みもない、つまり閉鎖病棟もないし保護室もないのが特徴です。そういう中で重症の患者さんを診るんです。心療内科が最初にできたときは、話を受容・共感[22]してあげれば、それで何かわかってもらえたというような感じで、よくなるみたいな、そういう何か夢物語みたいな理想があったと思うんです。けれども、ちょっとやってみたら、なかなか難しい患者さんが多くて、そういう物理的枠組みがない中で、僕が摂食障害をどういうふうに治療したかというと、行動療法的な対応をベースとして、行動制限という枠組みを使うんですが、まあ契約を患者さんとの間で結ぶわけです。なかなか契約が結べないような人たちなんですけれども、何とか工夫をして、そういうふうな治療をやっていこうという気になってもらう。しかし、実際に治療が始まれば、患者さんはそこから逸脱しようとす

(22)　治療者が患者の内的世界をあたかも自分のものであるように感じ取ること。ロジャーズ(Carl R. Rogers)理論が紹介されて以来、治療者の最も基本的な機能としてわが国に広まった。

るんです。それを回避の遮断と言って、ブロックしていく。そうすると、そうやってブロックするまでは、自分の本来のこころの問題を、行動とか身体のほうに排出していたのを、ブロックすることによって本来のこころの問題が出てきて、行動的な問題とか、こころの問題が出てくる。そこのところを捕まえて、治療をしていく。患者さんはそこから逃げようとしますので（笑）、そこをこちらは患者さんに負けないで元へ戻して治療をしていくというような、まあそういうふうな治療をしていったわけです。

しかし、心療内科というところは、もともと何よりも受容・共感が大切というのがありますので、そういう患者さんが嫌がるようなことをするというのは、結構周囲からの風当たりがひどかったわけなんですけれども、そういう頃に松木先生に出会いました。厚労省の班会議で摂食障害の治療ガイドライン(23)を作ると言って、その班会議の時に、いろんな考えの先生が出てこられたんですが、「摂食障害患者さんには病理がないんだ」と、そういうことを発表してる先生がいて、それに対して松木先生が「そんな馬鹿なことを言うな」と（笑）「そういうことを言うからいけないんだ」ということをかなり激しく言われていたんです。

松木　そうでしたね。私はまったく唖然としました（笑）。

瀧井　僕はこころの中で、「もっとやれ」と（笑）。僕は普段からそういう中で孤立

(23)『摂食障害の診断と治療――ガイドライン二〇〇五』（マイライフ社、二〇〇五）

無援のようになって困ってたわけですよね。それを松木先生がそういうふうに言ってくれたので、「ああ、こういうふうに考えてやっておられる先生もいるんだな」と思って非常に心強く、それからちょっと、お付き合いさせてもらってるんですけれども（笑）。

困難であるからこそのチャレンジ

それで、なぜ摂食障害を診てるのかですけれど、本当に、これは理解されないですね。こういう病気を診てて、それで患者さんが良くなったとしても、「大体これは病気なのか？」とか、何かあまり評価されないようなところがあります。家族や本人もあまり感謝してくれないというね（笑）。

松木　ははは（笑）。あまりじゃなくて全然感謝してくれない。

瀧井　そうですね。非常に余談なんですけど、僕は1型糖尿病[24]の患者さんで摂食障害になったりする患者さんもたくさん診てるんです。その人たちからは年賀状がたくさん来るんですよね。でも純粋な拒食症の患者さんからは少ないですね。

松木　ああ（笑）、全くその通りですね。

瀧井　それでなんで担当してるのかというと、まあ一つは、何かこう簡単じゃないから、ですね。どういう病気なのかということを、まだ十分わかって、理解してな

（24）膵臓にあるβ細胞が自己免疫などで破壊されることでインスリンの分泌が極度に低下するか消失する病気で、糖尿病の一種。わが国では比較的まれ。年少で発症することが多いため、若年性糖尿病とも言われていた。一生インスリン注射が必要、若年発症のため病気を受け入れにくいなど、心理的な問題も生じやすい。

い。だから知りたいと思いますし、それから結構治療困難な疾患なので、何か困難を克服していく、まあ登山みたいに、この壁をどうアタックしていくか、とかですね、そういったものがあります。それから、ちょっと最近思うのは、誰もができることじゃないと言うか、まあこういうことはあんまり言わないほうがいいのかもしれないですけれども（笑）、ただ、誰でもできることはあんまり面白くないというか、そういう点もあるのかなぁと思ったりしてます。

松木　言葉を使えばチャレンジングだということですよね。挑むに値するという。

瀧井　はい、そうですね。

松木　ありがとうございました。じゃあ鈴木先生。

思春期葛藤を抱える人たち

鈴木　はい。私は精神科医で、専門は精神分析なんですけれども、今日ここに来させていただきながら言うのも何ですが、摂食障害の専門というふうに思ったことはなくて、どんな患者さんでも精神分析的な理解、力動的な見方でお会いしていくというスタンスでいます。臨床の場は、現在は精神科の病院で、外来と入院とで患者さんとお会いしています。私自身は、摂食障害の患者さんというのは、単にその身体を削っている病気ということだけではなくて、こころの中の問題であり、特に思春期葛藤というものを抱えてらっしゃる方たちだという理解をしています。

それでその思春期葛藤についてですが、分析的に構造化(25)してお会いした人が、生まれた時の傷つき体験というのをおっしゃったことがあったんですね。それは、その方が、ご自分の夢の中での感覚から前置胎盤で難産だったと母親から聞かされたことを連想して、母親への罪悪感とか、生まれることへの恐怖とかを語られたということなのですが、その時に「ああ、これなんだなぁ」というふうに思ったのです。乳幼児期の傷つき体験というのが、この思春期の時期に賦活されるんじゃないのかな、というようなことを実感として思いました。そういう理解でこの治療をずっとしています。

入院治療においては、患者さんと大喧嘩のような言い合いをすることもありますし、それは真剣な言い合いですけど、身体の病気ですから点滴をしたりとか最終的には鼻注(26)をしたりもします。鼻注というのは私にとっては最終手段というような気持ちなのですが。そういう身体的な処置もしますし、あとから薬物の話がたぶん出てくるんじゃないかと思いますけど、その時の興奮だとかを収めるために、あるいは睡眠をしっかりとってもらうために、薬物療法も併用する形でしています。そうした医療的なこともちろんさせてはもらうんですけれども、私は精神分析を基盤に置いているので、背景にはやっぱりこころの問題があるということを常に患者さ

(25) 一定の時間や場所、頻度を定めて、定期的に面接をしていく精神分析的精神（心理）療法の方法。

(26) 経腸栄養法の一つで、胃または小腸まで挿入した管から栄養剤を注入し、栄養や水分などを補給する方法。鼻腔からチューブを挿入する。手技が比較的簡単で重篤な合併症も起きにくい。

んに問うていくということを、どれだけ本人が拒否をしていても、「そこにあなたのこころの問題が何かあるんじゃないか?」と直面していただく姿勢でお会いしていってます。

もともと私は医者になる時に、「こころと体と両方を診られる医者になりたいなぁ」という万能的な(笑)理想があったのですが、専門を選ぶときに「両方を診れるほど、あなたには能力はないでしょう」というようなことを言われまして(笑)、万能感は見事に打ち砕かれました。それなら人間の基本である「こころ」というものについて勉強してみようと精神科を選んだんですね。それで研修が終わって大学院に入るときに、たまたま医局の摂食障害を診ていた先生がお辞めになられたということがあって、たぶん私が女性であるということが理由でだったと思うんですけれども、「摂食障害を診てみないか?」と言われました。

瀧井 医局ってどちらですか?

鈴木 福岡大学病院の精神科です。そうしたことで、私に摂食障害の方の治療担当のお鉢が回ってきて、無茶苦茶な論文の課題を出されたんですね。「摂食障害の治療転帰」(笑)というテーマなんです。大学院というのは四年間なんですけれども、その課題を出されたのが一年目の半ばですから、残りが三年半なんです。三年で患者さんが治るはずもないんですけれども。

瀧井　大学院でそんなテーマが与えられるんですね。

鈴木　そうなんです。それで、その時にたくさんの摂食障害の患者さんとお会いしたということが、摂食障害の患者さんと出会ったきっかけですね。統計学的にみなさいと言われたのでたくさん診なきゃいけないんですけれども、結果的には、なかなかそんなにたくさんの方と真剣に付き合うということがやっぱり難しくて、私が実際に担当した方は、統計的に何かを言えるほどそんなに多くはなかったんですが、それでも二〇名ぐらいの方の治療に携わりました。

「力道山精神療法」

先ほど福大病院の入院患者さんの摂食障害の割合は一割ぐらいじゃなかったかという話をちょっとさせてもらいましたが、当時、福大病院はほとんど開放病棟[27]だったんです。それなので摂食障害の方は入院しても、瀧井先生がおっしゃったように逃げちゃうんですよね（笑）。ですから重症な方は入院させることがなかなか難しいというところがあって、私は大学院生でしたからパートに出るので、そのパート先の病院で、閉鎖病棟[28]を使って治療をさせてもらいました。その時はもう本当に格闘しました。その時が一番格闘したんじゃないかと思います。何も方法がわからないままに患者さんとお会いしましたので、それこそ丸腰で治療に当たっている感じ

(27)　精神科病院において、病棟の出入り口が一日八時間以上施錠されない状態となり、入院患者や面会者が自由に出入りできる構造を有する病棟。

(28)　精神科病院において、病棟の出入り口が常時施錠され、病院職員に解錠を依頼しない限り、入院患者や面会者が自由に出入りできないという構造を有する病棟。

でしたから、食べ物を頭から投げつけられたり（笑）、お茶をかけられたり、そういうこともありましたし、逃げるところを追いかけっこしてひっ捕まえたりもしました。精神分析的な理解をもとに治療をすることを「力動精神療法」って言いますが、これは「力道山[29]精神療法」じゃないか、みたいな。

松木　ははは、場外乱闘ですね（笑）。

鈴木　もう本当に力づくという感じで治療をしていました。それで、テーマとして与えられた、摂食障害を治療経過でみろっていうのは、時間的になかなか難しかったので、患者さんとお会いしていて、母子関係に問題が何かありそうだというような思いが私の中で湧いて来たので、その母子関係をＰＢＩ[30]という質問紙を用いてアノレキシア[31]とブリミア[32]とで違いがあるのだろうかというところをみて、そしてそれを一般の中学生、高校生、大学生、社会人の方と比較しました。これに関しては、他の先生方が担当している摂食障害の患者さんにもご協力をお願いしましたので、かなりの数のデータで統計処理ができました。それと、私が直接担当した方については、一四名の治療転機における変化もみることができて論文を書かせてもらいました。

　まあそんなこんなで摂食障害との関わりというのができて来て、そこでちょっと不全感が残ったので、フランスのジャメ先生[33]という、摂食障害をずっと積極的に診

(29) 力道山（1924-1963）。戦後絶大な人気を誇ったプロレスラー。大相撲の力士出身。

(30) Parental Bonding Instrument：両親との結びつきの強さをみる自記記入式の質問紙。

(31) 神経性無食欲症（Anorexia nervosa）。

(32) 神経性大食症 (Bulimia nervosa)。

ていらっしゃる先生のところへ留学させてもらいました。そこでは、うまくしゃべれませんでしたから、ほとんど患者さんと一緒に生活をして、活動なんかにも参加をしてということをしていました。途中サンタンヌ[34]というところで、これは行動療法の牙城みたいなところだったらしいんですけど、摂食障害ユニットというのがあって、そこにも半年ぐらいいて、行動療法的にはどんなふうに見ているんだろうということも学んで来ました。それで帰って来てから、精神分析の訓練を私自身が受け始めたこともあって、こころの中を見ていくというのが私のスタンスになっていきました。

頑なさの中の真剣さ

私が分析をしながらも一方で行動の病である摂食障害の患者さんと会い続けているのは、彼女たちと会っていると、ものすごい頑なさの中に、真剣さというか、何か一途さというか、生きることの悲しさというか、そんなものを感じるんですね。常に「生きるってどういう意味よ」というふうに、私が問われてるような気がします。それがやっぱり魅力ですし、その悲しさを一緒に味わうことで、本当に何とも言えない気持ちにさせてもらうんですね。本当に虚しいという気持ちももちろんあるんですけれども、一方で、やっぱり、「この虚しさの中に生きているということ

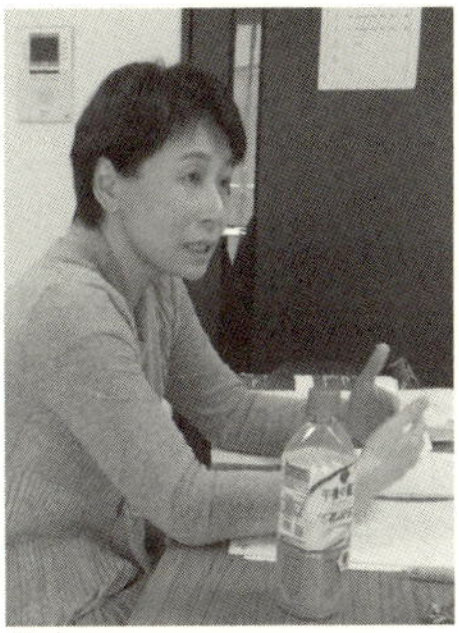

鈴木

(33) Philippe Jeammet：フランスの児童精神科医。パリVI大学教授。児童・思春期の行動障害に関する著書が多数ある。ジャメの主宰する思春期青年期精神科病棟での摂食障害との精神分析的臨床経験については、その訳本（『拒食症治療の手引き』岩崎学術出版社、二〇〇三）がある。

(34) サンタンヌ病院：一八六七年パリ市内に開設された精神科病院で、大学や国立研究所と連携する総合施設。

が生きていることなのかな」というような気持ちが出てきたりですね。彼女たちと会って話をしていると、そういうことを問われるというところで、醍醐味みたいなものがあるように思っています。もちろん、私の中に強迫性や思春期葛藤、女性性の葛藤があることも、この病気の本質をみていくことに魅力を感じている側面もあるのだと思います。

心療内科での経験——食欲亢進にワイン？

松木　ありがとうございました。じゃあ三番目で私ですね。私は最初一九七五年に九大の心療内科に入ったんですが、その時の指導医が末松先生だったんです。末松先生は後に東大の心療内科の教授になられるんですが、当時内地留学[35]で九大の心療内科に来られていて、すでに摂食障害を専門にされていました。当時の心療内科病棟は四〇数床ぐらいあったのかな。そこに摂食障害の人が一人か二人ぐらいだったですね、入院患者としていたのは。いわゆる検査入院[36]とかいう名目で一、二カ月の滞在だったり、治療で入院している人もいましたが、一人か二人だったと思います。私は一年間九大の心療内科病棟にいたんですけど、あとは外の病院に行ったので一年間の経験に過ぎませんが、それぐらいの期間だったですね。この機会に末松先生の副主治医みたいな形で摂食障害の人を持つようになって、それが出会いの始まり

(35) 公務員などが、現職のまま国内の研究機関や大学に派遣されて長期にわたって研修を行うこと。

(36) 検査入院では内分泌機能や消化器、自律神経の検査等を行っていて、治療を目的とせず、入院期間は限定されていた。

です。

たとえば、二二歳ぐらいの他県の女性が入院されていて、拒食でやせている人なんですが、「食べたいけど食べられないんです」ってすごい真剣な顔をして言うんです。「ああそうか、食べたいけど食べられないのか。食欲が出ないのか、どうしたらいいんだろう」と私なりに真剣に思って、九大医学部付属病院処方薬集がありましたからそれを熱心に見たら、食欲亢進剤にワインとか書いてありました（笑）。それで医療用ワインというのがあるのかどうか知らないんですけど、このワインを出せば彼女に食欲が出るかもしれないと思って、それを処方して、飲んでもらいました。当然、食欲のなさは全然変わらなかったんですけどね（笑）。

瀧井　それは先生が処方されたんですか？

松木　そう。

瀧井　ははは（笑）。

松木　そういう経験がありました。私が九大で働いていた一年間にずっと入院し続けていた摂食障害の女の人がいました。当時二〇代の後半でしたけどね、もう最初見た時に、この人は幽霊かと思うような、げっそりやせていて、髪も少ない感じで、人を寄せ付けない幽鬼のようなものを漂わせていました。やせがずっと続いている人で、おそらく過食・嘔吐していたんだと思うんですが、本人は隠していてわからなくて、二四・五キロぐらいからほとんど変わらないんですね。一年間、結局変わらなかったです。見るからにちょっと普通じゃない感じなんで、当時の教授だった池見先生(37)が回診するごとに、「あの人は心療内科の患者ではない。精神科の患者だから退院させなさい」って主治医に繰り返し言っていました。でも主治医も立派な人で、ずっと入院させてたんですけどね。ただ一年間いたその人も、大人しいんですよ。何にも問題を起こさない。入院して来るほかの摂食障害の女性たちもみんな大人しくて何の問題も起こさない。だから摂食障害はこんな感じの人なんだなぁ、と思ってたんです。

精神科開放病棟での経験

それで一九七八年に福大の精神科に移りました。私が九大の心療内科で摂食障害を診ていたというのがあったものだから、福大の精神科には子どもを専門にする村田先生(38)が助教授でおられたんですけど、摂食障害が入院することになったら、「君は摂食障害を診たことあるから診なさいよ」みたいな感じで、診ることを勧められました。私も「そんなら診ようかな」と思って診るようになりました。当時私ごときが精神科で何がやれるかまったくわからなかったから、摂食障害なら心療内科でちょっと関わったからなじみは一応あるというのもあったんですけどね。あの当時

(37) 池見酉次郎(1915-1999)：もともと内科医であり、消化器疾患を専門にした。日本の心身医学の創始者，心療内科の基礎を築いた。

(38) 村田豊久(1935-)：児童精神科医。自閉症の臨床に勤しみ、多くの児童精神科医を育成した。

は、福大の精神科病棟の入院患者には摂食障害はまずいなかったですね。あの頃病棟は四二床ぐらいだったんじゃないかと思うんですけど、常時摂食障害が入院しているということはありませんでした。でも、受診して来て入院になるケースがときどきあったんです。さっき鈴木先生が言われたように福大精神科は全部開放病棟ですよね。そこに、私が働き始めて、中学一年生の摂食障害の患者が入院することになりました。主治医は実質的には外来で診ていた西園教授で、私は病棟主治医だったかもしれないけど、傀儡主治医みたいな立場で（笑）。皿田さん[39]という心理士と二人で、その摂食障害患者の治療に関わるということになりました。あの時は教授の意向で、母子の密着があるから急に引き離してはいけないとお母さんには付き添ってもらう形で、二つあるうちの一つの保護室[40]をロックをしないで開放にして、そこにお母さんも一緒に生活するみたいな形で治療を始めました。

当時は福大の精神科は摂食障害の治療経験がほとんどなくて、どうしていいかわからないから、さっき瀧井先生が言われたように、共感と受容で関わる世界だったわけです。そうするとですね、その入院した中学生の女の子があっという間に退行[41]して、「今から帰る」とか「今から散歩に行く」とか、今から何するっていうことをどんどん言いたい放題言い、やりたい放題やるようになって、それに対して共感と受容で関わらなきゃいけないから（笑）もう完全に振り回されっぱなしです。

(39) 皿田洋子：当時福大精神科に所属していた臨床心理士。のちにSSTを専門にする。

(40) 精神科病院で、自己コントロールを失って自他に危険な病態に至った患者を一時的に収容する個室。最も対応困難な患者を収める。隔離室ともいう。

(41) こころの働きが年齢よりもはるかに遡った子どもの水準で機能すること。子ども返り、幼児返り。治療的意義を持つことも多い。

この子が「散歩に行く」って言ったら、いつだろうと私たちはついていかないといけませんし、「退院する」って言ったら、いやいやそれは早すぎるって繰り返し説得して、本人がそれでも強引に出ようとするとそれを押さえてという、そんな状態で、同じ摂食障害、拒食状態でも心療内科の時と全然違うじゃないかっていうのが実感だったんです。この違いはなぜかというと、心療内科では結局、本人に問題点を突きつけないと言いますか、たとえば検査入院みたいな形にして入院させているから、やせや拒食の問題に直接働きかける本質的な治療的な関わりはしないままです。また、一年入院していた人でも、「何が問題だろうねぇ」みたいな感じで問題点に直面化させないソフトな対応で過ごさせる状況だったと思うので、基本的に古典的に共感と受容です（笑）。だからそのまま荒立たずに済んでいたんですが、一方福大精神科というのは力動精神医学(42)で積極的に治すぞというところだから、本人に極端なやせや食べないことや、その他困った状況が発生していることといった問題点を突きつけるような形になっちゃうので、ご存知のように本人はある部分では治りたくないわけですから、ものすごい抵抗を顕わにしてきます。もともと過活動な病態の患者が開放病棟でその気になったときにはどんどん出ていくから、彼女らが出て行っては追いかけて連れ戻してとか、散歩に行くというと一緒に後ろからずっとついて回ってとか、そんな有り様でしたね。治療の方向づけが試行錯誤で、

(42) 精神分析的な考えや知見を基本とする臨床精神医学。かつて米国で興隆し世界に影響を及ぼした。

そういう形で治療をしていたのが、福大でのこの病の治療の始まり頃でしたでしょうか。

閉鎖病棟での経験

二〜三年経つと主治医として仕事ができるようになったので、「どうしたら受容して振り回されるだけではない、治療といえるものができるのか」と本来考えるべきことを考えながら、治療をするようになってきました。つまりある種の精神分析的な発想をベースに、「この人の問題は何なのか」とか、「その問題にどうアプローチするのか」とかいったことを把握しようとする試みです。基本的には精神分析的精神療法的な関わりとマネージメントと両方でやっていくようになりました。ただ実際のところは後手後手の対応に終始していました。極度にやせているのに食べないため点滴をしていた患者さんで点滴用の翼状針(43)を引き抜いて飲み込んだ人がいました（笑）。レントゲンを撮っては針がどこにあるのかを確かめたり、便をとっては針を見つけ出して、出たのを確かめたりしました。

この患者さんと競争したこともあります。彼女が「絶対退院する」って言うから、私が「いや、退院はできない」って言うと、彼女は「じゃあ競争しよう」と。病棟は五階にあったんですけど、「私はこのエレベーターで下りるから、先生が階段を

(43) 注射針の一種で、腕や身体を動かす人に使用するウィングを付きの小さい針。

走って追いついたら入院しとくけれども、私が先にエレベーターで下りてしまったら退院する」って言うんです。その当時まだ私も二〇代の最後で、勝てる自信があったから、「よし、じゃあそうしよう。僕が追いついたら入院してるね？　よし！」って言ってエレベーターが閉まって、横の非常用階段を走って降ります。当然間に合います。一階のエレベーター前で私は待ってるわけです。彼女はドアが開くと私がいるからがっかりした顔をするんですが（笑）。それで「ほら、ちゃんと間に合ったから入院治療を続けようね」って私が言ったら、彼女は気を取り直して「もう一回しよう」って。

鈴木　ははは（笑）。

瀧井　ははは（笑）。

松木　私はまだ自信があるから、「じゃあもう一回だけしよう」と受け入れて、それで二人とも五階に上がって行って、もう一回競争します。ところがこのときもエレベーターが開いたら、一階に私がちゃんといるわけです。それで彼女はがっかりして、「じゃあもう一回しよう」って（笑）。まあそんなことばっかりやっていました（笑）。そういう場当たり的な対応の繰り返しとそれでは治療にならないという自覚から、どうすればほんとうの治療になるかということを考えざるをえなくなりました。先ほど鈴木先生が言われた経過と似ています。

ある時期から診はじめた十代後半の高校生の摂食障害の女の子、(44)この子は拒食でやせを維持していたんですが、福大病院に二～三回入院させたと思うけど治りませんでした。やせを維持する頑なな態度のままでした。これ以上大学病院に入院はさせられないと判断して、私が毎週行っていた関連精神科病院に入院させることにしたんです。

入院時に本人と、どうしたほうがいいかということを話し合って、どういういきさつかは忘れたんですが、閉鎖病棟だったら彼女がやせておくための行動ができないから、閉鎖病棟で治療をしようじゃないかという話になって、閉鎖病棟に入ってもらって、そういう形で治療を始めたんです。半年ぐらい入院してもらったんじゃないかと思うんですけど、週に一回行って五〇分の面接をしたり、病棟の看護師さんたちとマネージメントを検討し調整したりということでやっていたんです。そうすると、それまで何年間か拒食でかなりやせていた彼女が食べるようになり、入院病棟で食べ始めるとそのまま過食になったんです。食べ始めて食べるのが止まらなくなって過食になったんです。それに伴って本人の情緒状態や意思がガラッと変わりました。それまでの彼女の在りようはご存じのように頑なで強迫的だったり、神経質に非常に細かくこだわっていたし、感情的には非常に遠くて希薄だったんです。典型的な拒食状態の在り方です。それが過食とともに、すごく感情的に揺れるよう

(44)　松木邦裕『摂食障害の治療技法』（金剛出版、一九九七）に「心理療法例：対象の内在化過程」として収録。

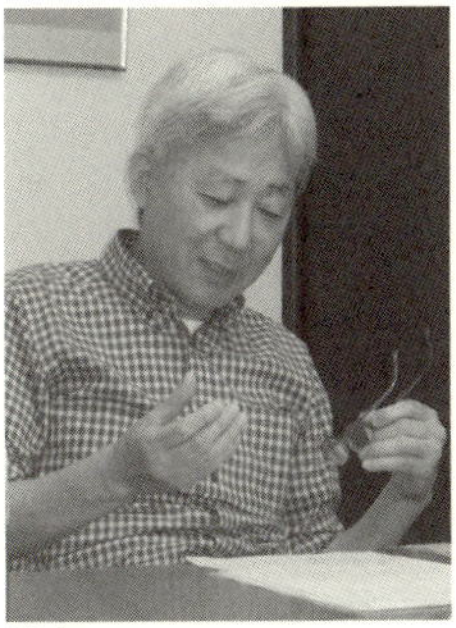
松木

になって、抑うつ感や絶望感とか気持ちの動揺を私や病棟スタッフとの間で表わすようになりました。それは苦しく不安なことですから、彼女は拒食に戻ろうとたびたび試みましたが、それでも多く食べる状態は続きました。それは退院後の自宅での生活でも維持されました。体重も標準体重を越えて、月経も回復しました。この期間はけっこう荒れたときもあったのですが、母親と一緒になんとか対応していると、その流れの中でだんだん精神的にも落ち着いてくるし、もう拒食、食べないということにもこだわらなくなって来ました。あるとき彼女は「私は思春期やせ症だったのに、思春期太り症になってしまった」ととても悲しそうに言っていました。うまい表現ができる人だなあと感心しました。

そういうケースを経験して、やっぱり、きちんとした治療構造が確保されることが、治療を真に治療として進めさせる前提に必要なのであると認識しました。福岡大学の開放病棟ですべてを受け容れるという枠のない形で関わっていたら、ただただ徒労に終わるような状況だったのが、治療として成立する形態がここにあるのだということを見出しました。それで、一九八四年の年末かな、その治療経過と考察を教室の年次研究会で発表したんです。そしたら西園教授[45]に「君のやり方は洗脳だ」と言われて（笑）。がっかりしたのを覚えています。それは要するに、閉鎖病棟で患者の気持ちを操作しているという、そういう意味だと思うんですけど。西園

（45）西園昌久（1928-）：精神科医。
（46）電気ショック療法と並ぶ古典的な統合失調症の治療法。インスリンを注射することで低血糖状態を引き起こし、それによって意識の変容を図ろうとするものであるが、西園式は低血糖からの回復時に母親的な世話を提供することで乳幼児期の健康な母子関係を提供し心的変化を図るという力動的視点を加味したものであった。

先生はインスリンショック療法[46]という超低血糖の半死の状態で依存しないではおれないようにするというすごいやり方で統合失調症の治療をやっていて、あのほうがよっぽど洗脳じゃないかと私は思ったけど（笑）、極めて権威的な先生なので、とても言える関係ではなかったので言わなかったんですが。

やっぱりその当時摂食障害が増えて来てたんでしょうね。その後一九八七年から福間病院[47]で働くようになったら、福間病院というのは当時の精神科病院では高い水準の治療をしているところとして知られてたので、よその病院で手に負えない摂食障害とかボーダーラインの患者が受診して来ていました。そこで私が関わるようになったのは、それこそひどい状態の摂食障害で、激しい過食・嘔吐やリストカット、さらには家で興奮して暴れて家のものをひどく壊してしまう人たちで、家族が仕事に行けなくなったりしていました。本人と両親が来て、「この子を家に置いてたら、家庭崩壊ですから、とにかく入院させてください」と必死で両親が頼み込んできて、当人は不機嫌にぶすっとしていたり、入院したくないと大声で拒絶するというような、そういうケースでした。その人たちを引き受けて、閉鎖病棟に入院させて治療するということをやり始めたわけです[48]。

（47）医療法人恵愛会福間病院：福岡県福津市に一九五五年に開設。

（48）松木邦裕『摂食障害の治療技法』（金剛出版、一九九七）にその実際についての論文を収録している。

拒食を過食に変える

そうすると、そういう人ですから、そして摂食障害になる前は非行少女だったような前歴もあったりするから、病棟でも不満や苦痛があると感情の赴くままに、リストカットするわ、「もう退院する」って言って暴れて、閉鎖病棟のドアを叩いて出て行こうとするわ、自殺すると脅かしてきたり、そういう状態でした。診察においても、私に蹴りかかって来たり、物を投げつけたり水をぶっかけてきたり、「お前は世界で最低の医者だ」とののしられたりしました。そういう荒れた状況で治療を粛々と進めていきました。そうこうしているうちに、その治療の中での私が見出したのは、嘔吐と下剤はとにかくやめさせなきゃいけないとのことでした。それらが慢性化と悪化の原因です。一方過食は、当人はそれが困ると強く言うのですが、むしろ拒食の状態の時には彼女らは心的に充足していてつながりを必要としておらず、治療関係が作れませんから、拒食の状態を病的な摂食回避ができない環境において過食に変えると、本人は非常に不安が強くなりますから、私たちに依存的になるので関係が作れます。そういう展開が起こるようにすることがほんとうの治療につながるということに気がついて、それをより戦略化して実践することを考えたんですね。

精神分析的な考え方の応用

以上が実践面です。もう一つは、八七年から福間病院で働くようになる前に、私はタビストック・センター(49)に留学してたんですが、その間も、そこで学んだいろいろな精神分析的な考え方とか技法を、どう摂食障害に使えるかということを考えていました。実践でやってることを論理的に裏付けることと、あるいは理論を生かして実践を深めることを試行錯誤しました。たとえば、摂食障害の人は治りたい自分と治りたくない自分、二つの自分が自分の中でいつも戦っているんだと言います。これは、ビオン(50)の精神病のパーソナリティ部分と、非精神病のパーソナリティ部分つまり健康なパーソナリティ部分の対立という考え方とか、ローゼンフェルド(51)のパーソナリティの自己愛的な構造体（Narcissistic organization）(52)の部分と、幼児的な依存的な自己の部分の分裂と葛藤という考え方が、摂食障害の人の分裂したこころのあり方に該当するし応用できるとの発見がありました。こうした新たな理論的視点を生かして治療を作り上げる試みをやって行きました。

そうすると、つまるところ摂食障害の治療は最初のうちはマネージメントをしっかりして彼女らの病的行動を最大限抑止すること、そうしながら私たち治療者との、たとえそれが憎しみや嫌悪であるとしても、情緒的に交わる関係をいかにきちんと築くか、ということが非常に大事な課題であることが見えてきました。もちろんマ

(49) 今日世界的に有名な、ロンドンに存在する折衷主義の心理療法クリニック。精神分析に限定してはいないが、伝統的に精神分析が主柱に位置づけられている。

(50) Wilfred Ruprecht Bion（1897-1979）：英国の精神分析家。斬新な思考で新しい精神分析体系を成立させた。今日、世界に影響を及ぼしている。

(51) Herbert Rosenfeld（1909-1986）：英国の精神分析家。精神病や難治なパーソナリティ障害等、困難なケースの精神分析治療を実践した。

(52) 自己愛構造体：パーソナリティの中の破壊的な自己と対象が融合し、それだけで独立したパーソナリティとして機能し、その破壊的病理性でパーソナリティ全体を支配する。

ネージメントをしっかりして、生命に対する安全を図ることも大事な要件なので、それを確実に実施するのが治療の前半であると位置づけました。

後半は、このような構造と関係の中で、彼女らが過食になったときに彼女らの心的動揺に真摯に関わることで情緒的なつながりが、より治療的に生きるようになるのです。そこで、「一体あなたはどう生きようとしている誰なのか」を問うような、彼女らの在り方、生き方に関わるという展開が重要な柱になってきます。こうした展開が摂食障害の治療になるとつかんできたと思います。閉鎖病棟という治療のハード面で特異な構造を生かす治療を、開放病棟でも使える形に何とか持っていきたいということが、次のステップとして私が試行錯誤したことでもありました。

まとめ　**摂食障害の治療**
前半：病的行動の抑止、マネージメント
後半：過食による心的動揺に真摯に関わる

生き方を間違った人たち

それではなぜ私が摂食障害を診るようになったのかというと、今お話したように、心療内科で末松先生が指導医であったということがあるんですが、ただそれ以前に、実は私は摂食障害に出会ってるんです。大学に入ったときに、ただ一人同じ高校から医学部に入学した女性がいたんです。と言っても一学年が五五〇人の高校でしたから、理系の少ない女性として名前は知ってたけれども話したことは一度もないような人です。彼女は同郷の開業医の娘で、私も開業医の息子だったんで、私の親が

「そこの娘が入ってるよ」という話はしてて、「ああそうか」と思っていたぐらいです。その当時教養部の時代で二クラスに分かれてて、その人は別のクラスだったんですね。ところが一年ぐらいしたら、その別のクラスのある人が私に、「あなたの高校の同級生だった人がどんどんやせていってて、幽霊みたいになってるよ」って言うんです。私はその頃あんまり大学へ行ってなかったけど、たまたま行ったときに一緒の授業があって、その時に見たら本当に幽霊みたいになっているんです。それで「ああ、この人はホームシックでこんなにやせてしまったんじゃないのかなぁ」と思ってたんですね。気の弱そうな、すごく大人しい感じの女性だったので。そうこうしているうちに結局退学してしまいました。そのときはそういうエピソードとして済んじゃったんですが、五年生になって内科学とか習うようになったときに、内分泌疾患の鑑別診断の中に神経性無食欲症というのが数行書いてあるんです。シモンズ病(53)とかあの辺の鑑別診断に数行だけ書いてある。「あ、これだったんだな」ということを思いました(54)。

そういうことがあったので、心療内科に入った時に、摂食障害という人たちがいるのだと改めて実感したのが一つありますね。それで診はじめて、福大にいた時のエピソードのように、患者とお母さんと一緒に生活させるような形で治療をしていると、彼女らからものすごいわがままが出てくるんです。もう本当に母親を振り回

(53) Morris Simmondsが提唱した、悪液質（高度の衰弱状態）を呈する汎下垂体機能低下症。
(54) 当時は摂食障害は、内科的には内分泌疾患の鑑別診断の対象に過ぎず、精神科的には思春期女子の特殊な病という位置づけだったことがうかがえる。

すどころじゃない、母親が動揺して疲弊してどうしようもなくなる状況に至ります。そういうのを見ていたら、私は母親が可哀相すぎて、「この娘はなんという女だ」と、母親をこんなひどい目に遭わしてと、何というか非常な義憤にかられたわけです。母親にこういう態度をとる娘は性根を直させなきゃいけないという思いが湧いて、「よし、じゃあこういう女の子をちゃんとした人間にしよう」と真剣に思いました。ある時期までは、それが医療者としての患者を回復させるという任務と並列して、動機の一部だったと思います。

しかしながら、そこからさらに治療を重ねていくうちに、「ボタンをひとつ掛け違えるとどんどんずれが重なっていくように、どうもこの人たちは生き方を間違ってしまってる人のようだ」ということを感じるようになってきました。十代において生き方を間違ってしまって、それが一生尾を引くようなあり方というのは、あまりに不幸ではないか、と実感してきました。その間違っているところに何とか気がついて、そうではない、真に満足できる、生きている意味合いが十分味わえる生き方に変わることが、この人たちの人生には必要ではないか、その変わる機会を供給しようというのかな、そういう思いが摂食障害の人に関わる私の気持ちにはありましたね。ただ、それでも、治療を続けていると、さっき瀧井先生が言われたのかな、この治療ってあんまり報われないと感じるときがありますね。感謝されればいいというもんじゃないんだけど、精神科的な治療というのはそういう感謝を期待するものでもないし、感謝されることというのは実際少ないし、それが現実なんですけど。それでもこの方たちが、私たちが善意で関わるのに対して、かなり根源的な不信感や悪意の感覚でしか受け止めないところがどうしてもあるところに、この人たちの深刻な問題を実感します。

受容・共感と退行

瀧井　あの、最初の患者さんの時、閉鎖病棟に行って過食になったという話ですが、その頃は精神分析的な対応みたいなものはあったんですか。

松木　うん、週に一回五〇分間の精神分析的な精神療法的な面接は定期的にやっていました。それはどっちかと言うと理論モデルとしては自我心理学[55]的志向の、いわゆる明確化とか直面化という介入技法を使うような対応でした。その本人の語っていることの中の無意識の問題部分を主に防衛や抵抗に焦点を当てて、こちらが照らし返すような言語的介入を行う精神分析的面接です。基本的にはサポーティブな面も併せて備えています。だけど全然治療効果がなかったですね。彼女らは私たちに調子を合わせて何かすごく洞察[56]を得たようなことをたびたび言うんですけど、実際には心身ともに何にも変わらない。本人のやせてる有り様も変わらなければ、食に

(55)　精神分析のひとつの理論と技法の体系。晩年のフロイトが確立した体系で、自我の働きを中軸に置いて超自我、エス（イド）との葛藤でこころを考えるモデル。米国で興隆し、一九八〇年代までは日本でも主流であった。

(56)　無意識だったこころの問題や課題を情緒を伴って意識化すること。

関する行動も変わらないし、家庭での問題行動も変わらないという、そういう行き詰まり感と虚しさがあるような事態でした。

瀧井　無意識的なところの扱いというのは、具体的に言えばどんなふうでしょうか。

松木　それはですね、たとえば摂食障害の人が、自分には今は特別に問題がなくて普通に食べて生活していますといったことをてらいなく言ったりするじゃないですか。そうした時に、私たちが「あなたはそう言っているんだけど、今も前と変わらずやせているし、顔色も悪いし、本当に普通に食べて生活できているのかな?」(57)という問いかけをしてみたりするわけです。そうすると本人からは、「いや、ちゃんと食べていますし、仕事にも行っています。だから、別に問題はないんです」といった返事しか返って来なくて、その時に次の手が難しいんです。「そんなことはない」と私たちが意気込んでも、ただ対立関係になって治療そのものが危うくなるだけですから。

瀧井　うんうん。

松木　もうひとつ、例を挙げてみます。その本人が「やっぱり食べないといけないことがわかりましたし、私は太るのが怖いんだと思います」とか、洞察的なことを言ったりすることがあります。だから私が、「ああ、そうですね。あなたはまだ太るのが怖いし、そのことに気がついたんですね」(58)と言うと、「私は、やっぱり太

(57) 精神分析では「直面化」という介入技法。

(58) 精神分析では「明確化」という介入技法。

るのが怖いんだというのがわかりました。これから三食をきちんと食べるようにします」って言います。それで「ああ、この人気がついたから、これから変わるのかな」とうれしく思っていたら何も変わらないのです（笑）。そういうことの繰り返しでしたね。

瀧井　福大の時に受容・共感でやって、退行してという、そのあたりのところというのは、何か私が研修医の頃、九大病院でされていたようなことと似たようなところがあるんでしょうかね。

松木　そうだと思います。摂食障害に特化し治療全体を見通したストラテジーが無かったですね、当時の福大は。摂食障害そのものをほとんど診たことなかったし、全く特異な戦略も方針も何もない状態で、基本的には、神経症の一つのタイプ(59)として、いわゆる共感と受容をしながら、退行をほどほどに促して、洞察を含む育て直しを行うみたいな、そういう方向性だったと思います。ところが退行すると、洞察につながるどころか、乳幼児返りしたこころの部分の動きが抑えが取れただけよけいアグレッシブになって、もう離院しようとしたり、止める私たちを叩いて来たりとかですね……

瀧井　振り回されてしまって治療にはならないというようなことですね。

松木　ならない。そういう状態だったですね。

(59) 今日摂食障害は、神経症ではなく、パーソナリティ障害と考える（松木）。

瀧井　ああ、似てたかもしれないですね。

松木　そのようですね。うん。

瀧井　先生が最初、九大におられた頃は、何かこう患者さんが大人しかったという、検査入院だけをして、何も扱わなかったと。

松木　はい。

瀧井　それが、僕が見た頃は、「治さんといかん」というのはあったんですよね。だから、そのあたりのところですよね。「治さんといかん」というと、治されるのが嫌なんで、わーっと反応するみたいな感じで。

松木　そういうことですね。福大の時には、「入院している以上、あなたは治療に専心しなければいけない」という、そういう文化がその病棟全体にあります[60]。当然のように、私たちもそういう姿勢で臨むので、この種の患者さんはものすごく防御的になるわけです。だから、いかに治療から逃れるかという内心の思いがアグレッシブな拒否で出てきていたということだと思います。

おそらく、九大の心療内科でもアグレッシブな拒否を彼女らが示したら、「それじゃあ、あなたは、もうここでは治療できないから退院しなさい」みたいな、「退院しましょう」といった話になるんじゃないかと思うんです。ところが、福大はそれが許されなかったんです。とにかく教授がＯＫしないと退院させられないから

(60)　この時代は治療を行うという考え方よりも、統合失調症をはじめとする精神障害を抱えた人たちの保養につきあうという考え方が精神医学の中では優勢であった。

（笑）。「この人は治療になりませんし本人も退院すると言ってますから、もう退院させるしかないと思います」と教授に言っても、「いや、ちゃんと治療をしなさい」って（笑）言われるから。もう「はい、わかりました」ととにかくやるしかないという状況でした。しかし、私たちが「わかりました」と言っても、当の患者さんは「わかりました」とは決して言わない。

瀧井　僕が研修医の頃とかは、簡単に「帰りなさい」というんじゃなくて、たとえば患者さんは「帰る」と言って、上の先生は「帰しちゃいかん」と言って、主治医はその間で右往左往しているという、そういう感じでしたね。

松木　ああ、そうですね。それと似ていると思いますが、ただ西園先生の権力は絶対的でしたので、先生のところの上の先生が言うぐらいの迫力じゃなかったですね。かなり状態の悪い統合失調症の中学生がいて、たびたび保護室で治療していたんですが、それでも激しい幻覚妄想から落ち着かなくて、ときどき暴力を振るって大学病院の開放病棟では治療にならないと私たちは感じていました。看護は女性だけなので男性主治医が暴れる彼を年中押さえていたんですけど、ある回診の直前に暴力行為がありました。病棟スタッフで話し合って、暴れる押さえるの繰り返しで治療にならないから実態を教授に見てもらおうということで、主治医が中心になって三人ぐらいで暴れる彼を押さえていたんです。回診で回って来た西園先生が、「押さえてる手を放しなさい」って言われた。それで主治医が手を放したんです。そしたら案の定、主治医はボカンとなぐられて、めがねが吹っ飛びました（笑）。それでも治療を続けなければならない。この主治医は一時休んだことがあったんじゃなかったかな。そんな世界だったです。清水一家の[61]（笑）西園一家の下っ端は大変でした（笑）。

瀧井　指導しようという、その意思はすごく強いんですね。

松木　はい、そうなんです。だけどある種の精神主義で、摂食障害の治療に特化したストラテジーが当時は全然ない（笑）。そういうことから言うとさっき言われたように、何の武器も持たないで怪獣に向かっていくみたいな、特攻隊をやらされていたわけです。

瀧井　九大では、上の先生が「帰してはいけない」と言っていても、患者さんがどうしても帰ると言ってストライキ状態のようになっていって、上の先生にもどうしようもなかった場合、仕方なしに退院となることが少なくなかった。そういう点は、違ったのかもしれませんね。

真剣さと倒錯と

鈴木　松木先生は摂食障害の患者さんは善意を悪意で見るところがあるとおっしゃ

(61)「海道一の親分」清水の次郎長の下、大政、小政、森の石松など、「清水二十八人衆」からなる侠客一家。浪曲や映画で人気を博した。

られたんですけど、それなのになぜ診てらっしゃるんですか？　悪意で見られながらずっと診続けてるというのは……

松木　だから、正直言って最近嫌になっているところもあるんです（笑）。この人たちは、そこまでこちらの心身のエネルギーを使うには値しない人たちのようだなという感じがないわけじゃないです、現在はね。後で話すことになると思いますけど、彼女らが倒錯的な人だと私が感じるのは、そういうところなんですけどね。彼女らの心性の本質は倒錯(62)だなぁと思います。

瀧井　僕は鈴木先生の言われた、何かこの、真剣さというかですね、生きることはどういうことか、こちらが問われているとかですね、ああいったことは、何か感じるようなところはありますね。

鈴木　本当に生命を賭けてるからですね（笑）。ＢＭＩ(63)がもう八点いくつとか九点いくつとかっていう方たちは、ちょっと間違えば死にますからね。それでも食べないんですよね。そこが何なのかというところを、本人にも問うていくし、まあ私も問われるということだと思います。でも彼女たちと会ってて、こちらは「食べろ」、向こうは「食べられない」というやりとりをしていると、向こうから、「なぜ先生は食べろ食べろって食べる話しかしないんですか？」っていうようなことをおっしゃられるんですね。「まあ命が無くなっちゃ何もならないでしょう」っていう話を

(62)　こころの痛みや哀しみの思いをそのまま受け入れることができず、刹那的な快の激しい興奮で消して触らなくしてしまうこころのあり方。また、自己正当化を喧伝しがちである。性倒錯、慢性の嗜癖（依存症）、反社会的暴力などにみられる。

(63)　Body Mass Index：肥満度を表す体格指数。体重と身長の関係から算出される。

するんですけれども、その時に「あなたには何か命をかけて伝えたいことがあるんですよね」なんていう話をすると、やっぱりそこにちょっと響くものがあるみたいで。

瀧井　うんうん。

鈴木　「あのーもっと何か違う話がしたいんだけど」っておっしゃるわけです。まあそれが、松木先生がおっしゃられるように倒錯的にやせを維持する逃げの口上なのかもしれないんですけれども。でも全部が逃げの口上ではなくて、おそらくそこに一パーセントぐらい、本人が何か感じてるものがあるんじゃないのかなぁ、というようなことを思います。そういう姿勢で話をしていくと、本当に年月をかけてですけれども、本人さんが、「自分はこんなことが辛いんだ」とか、家での、旦那さんだとか、お母さんとの関係とかっていうことに少しずつ話が及んでいって、対人関係の辛さや自分自身のあり方へと話が進むというのを経験しているので、「この人たちは本当に悲しい人たちなんだなぁ」っていうような気はしますね。

瀧井　うん、確かに僕もそう感じてるんです。松木先生の見方なら騙されるっていうことになるかもしれないんですけど（笑）。

鈴木　そうですね、時々私も騙されているのかなと思うことがあるんです。おそらく騙してる部分もたくさんあると思いますね。でも騙してる部分と、そうじゃない真実の部分とがあって、この真実の部分を本人が何か覆ってしまうというところが、この人たちの問題で、さっき自己愛状態のことをおっしゃられたんですけれども、やっぱりそこに触れようとすると騙しの部分が大きくなるんだと思うんですね。それで今までのあり方、病的なあり方に退避してしまうということなのかな、というふうに思うのです。でも必ず真実のものを持ってるはずですし、そこがチラチラと見える、そこが私は「一途だな」とか「ああ、悲しいな」とかっていうような気持ちでお話をさせてもらってるんですけど。まあでも大概は騙されてるのかなというふうにも（笑）思いますが。でも騙されながらでもこちらが真剣に関わっていれば、彼女らのわずかな真実性に出会えるんじゃないかと思うんです。

松木　先ほど言いましたが、摂食障害の人は、パーソナリティの二つの部分、二つの自分を持っていると思うんです。一つのパーソナリティ部分、一つの自分は、今先生たちが強調されてるように、自分として真摯に生きることを求めていて、そこに非常に真剣さが認められる部分です。もう一方の部分、そうではなくて、こころの痛みにまったく触れず表面的な理想が達成されて心地よく生きているかのような、刹那的なあり方だけでやっていけるかのような、上手く生きられているかのような、そういうごまかしが入っている自己の部分があって、この両方を彼女たちは持っているんだと思います。だから私のほうは、彼女らのそういうゆがんだ部分を強調し

1. 自己愛的・倒錯的・嗜癖的・反社会的
2. 自己のスプリット（健康な自己と病的自己の分裂）
3. パーソナリティの中の自己愛部分の構造化
   自己愛構造体 narcissistic organization
   （病的自己と破壊的対象の倒錯的融合）
   →病的自体の理想化・正当化・維持
4. こころの痛み（対象喪失の悲哀）への耐えられなさ

図2　パーソナリティ機能の病理

てお話したことでもあるし、歪んだ部分、歪んだ自分により彼女らの本質があると思っているということなのかもしれません(64)。

瀧井　でも、そういった部分に対して対決というか、そこはいかんということ、「それをやっとる限り何にもならないよ」ということを、かなり強烈にやっていくんです。そうすると、それに対してすごく反発して来ますけど、それでもこちらがめげずにやっていくと、その逆の、何というか、何か救われたいみたいな、そういうようなものが出てきてですね。あの、今いる治療環境の中では、特に主治医制じゃないんですけど、だんだん僕が中心になって来たりするんですけどね。

松木　それは医療刑務所(65)のことですね。

瀧井　医療刑務所のことです。そこで、僕が診察に行かない日は他の先生がやったりなんかするんですけど、一番反発するのは僕に対して反発するんです。でも、何というか彼女たちが一番相手にするのは僕なんですよね。だから、他の先生だと「あなたに何を話してもしょうがない」みたいな、そういうようなことになって来てですね。それでだんだん僕に対しては、何かこう、まともに話そうという部分が強くなっていって、それはこちらもけっこう楽しいんですね。

松木　うん。

瀧井　そういった部分に対してはこちらも評価して関心もって話を聞きますし、も

(64)　図2および222頁を参照。

(65)　医療的な処置が必要な受刑者を収容するために設けられた刑務所。

うくだらない、何か自分をこうごまかしたりとか、そういった部分は「全然聞かないよ」というような感じでやっております。

鈴木　試して来るんだと思うんですよね。「どれだけこの治療者は自分と真剣に関わってくれるか」というのを彼女たちは見てるんだと思うんです。人を信用できない人たちだと思うので、そういう意味では信用される治療者になるということが求められているのかなぁ、というふうに思いますね。おそらく、家族関係は表面的な家族なんじゃないのかなと思います。母子関係や父子関係がですね。「いい関係」かもしれないけど、お互いが本音を言えないような関係性なのだと思います。だから、どこまで真剣に関わってくれるか、瀧井先生が「対決」とおっしゃられるんですけれど、その対決してくれる人を求めてるというところがあって、自分たちがどれだけ反発したり、どれだけ大変なことをしたりしていても、それに対してちゃんと見てくれる、本当に怒ってくれる人というのを見定めてるっていう。私たちは見定められているっていうところがあるのかなぁって、そういうふうに思いますね。

松木　うーん。

鈴木　なので、大概言い合いというか、分析家としてはとんでもない逆転移[66]行動なんですけれども（笑）、かなりこちらもわーっと言わされますし、それでもちゃんと見るんだという姿勢を持っておくことで、ずいぶん安心感を持ってもらえるのか

まとめ　摂食障害との出会いには、治療者の真剣さが求められている。

（66）本来は、患者に対する治療者の側からの神経症的な無意識的葛藤の転移のこと。しかし最近では、患者に対する治療者の感情や態度全般をも意味するようになってきている。（『精神分析事典』より）

なと思います。

松木　真剣な言い合いをしなきゃいけないときがありますね、必ず。

Ⅱ　摂食障害とは何か

松木　では、一体「摂食障害とは何なのか？」という主題に入りたいと思います。一つは診断、見立ての問題です。もう一つは病気の本態、精神病理と言ってもいいんですけど、その病理の中で本質的なものは何かということ。この二点がここでの大きなテーマになると思います。

見立て

DSMとICD

松木　今日医学的な診断はもっぱらＩＣＤ(67)に基づきますし、とりわけ精神的な病いについてはＤＳＭ(68)が使われ、そうした記述的クライテリアに基づいて診断がなされるんですが、これらの診断基準を使うことで摂食障害の治療が、治療のストラテジーの形成が本当にできるのかという問題があると思うんです。その点は、先生方はいかがでしょうか。

瀧井　ＤＳＭとかＩＣＤとかのマニュアル的な見立てということですね。思うんで

(67)『疾病及び関連保健問題の国際統計分類』(International Statistical Classification of Diseases and Related Health Problems)の略称。疾病の国際比較を可能にするため世界保健機関（ＷＨＯ）が作成。

(68)『精神疾患の診断・統計マニュアル』(Diagnostic and Statistical Manual of Mental Disorders)の略称。アメリカ精神医学会が作成。ＤＳＭ－５が二〇一二年末に発刊されたが、ＤＳＭ－Ⅳから大幅に改定されている。

すけれども、そういうもののある効用というのは、やっぱり世界中、誰が診断しても一様な、「こういうふうな症状がある人たちはそういったものなんだ」という、統計的な意味はあると思うんですけれども、何かこれで、その患者さん、摂食障害患者さんのどれだけのことがわかったのかというと、まあ非常に大ざっぱな、それも表面的なことであって、それでもって、その患者さんのことが理解できたかというと、これは非常に、何か不十分なもんじゃないかな、というふうに、先生方もおそらく（笑）感じておられると思うんですけど。

鈴木　そう思いますね。そう思うと同時に、今、統計学的っておっしゃられたんですけど、こういう症状が揃っている人たちの統計っていうことであれば、もちろん統計学的に意味があると思うんですけど、その症状があるからといって、じゃあ本当の意味での摂食障害かというと、ずいぶん違うように思うんですね。摂食障害として紹介されて来られる方の中で本当の摂食障害の方というのはやっぱり少ない。少ないというか、その方たちの比較としては少ないかなというふうに思うんです。統合失調症であったりとか、あるいはうつ、本態がうつ病の方も、摂食障害です。食べられなくなりますので（笑）。

まあ現代の風潮として、やせていたいというのがあるので、そういうところで摂食障害だというふうに診断されて来られる方ももちろんいらっしゃいますし、いろんな器質的な疾患の方、甲状腺機能亢進症(69)の方とか、そういう方も摂食障害だと言って紹介されて来られたりします。症状が揃ってて、本人がやせたいとか太りたくないとかちらっと言えば、もうこの人は摂食障害でしょうという形で回って来ることが多いので、統計学的に見ても、本当の摂食障害をこれで把握できてるかというと、どうなのかなぁというふうな疑問はありますね。

松木　そうですね。ＤＳＭとかＩＣＤというのは、主に時間的横断面でとらえた統計的な類型化処理のための診断であって、治療のための診断とは基準が違っていますから、やっぱりそれだけでは本当の診断にはならないですね。それじゃあ、その摂食障害を本当に治療を目標として診断するには、どういうものがそこに付け加わる必要があるのか、ということについて、言い換えれば、そこには鑑別診断というものも関係すると思うんですけど、それについて先生方がどうお考えかというのをお聞きしたいです。

鑑別診断

鈴木　ええ、これもとっても難しくてですね。私の立場では、やっぱり本人の力動をどう読むかということかな、と思っています。この人のパーソナリティがどういう水準にあるのかというのを見極める。そういう診断面接みたいなことをしていか

(69) 甲状腺内組織の活動が異常に活発になることにより、トリヨードサイロニンまたはサイロキシン、あるいは両方の甲状腺ホルモンの分泌量（活性）が過剰になる疾患。症状の一つにホルモンの作用による体重減少がある。

(70) パーソナリティ障害の一型で、記述的には、ＤＳＭ―Ⅳに「自己愛性パーソナリティ障害」として定義されている。すなわち、自己愛パーソナリティ障害の患者は、空想や行動における全般的誇大性、賞賛されたいニード、共感の欠如を特徴とし、以下の症状のうち5つないしはそれ以上見られた場合、診断が確定する。

①自己・重要性という誇大感、②限りなき成功、パワー、才気、美、理想の愛などへの没頭、③自分の特別さ、ユニークさの確

ないと、本当の、というか中核的な摂食障害というのを見ることができないのではないのかなぁ、と思います。それと同時にそのパーソナリティの問題ということを考えていくと、じゃあパーソナリティ障害と言われる人たちとどう鑑別できるのか、という問題が出てくるので、そこら辺は申し訳ないんですけど、まだ私の中で言葉にできないんです。やっぱり自己愛的な方たちが多いということは確かなことだというふうに思いますが、じゃあ自己愛パーソナリティ障害(70)とどう違うかという話になって来ると、自己愛部分のゆがみの比率の違いなのではないかと思うのです。ですから、キレイに線を引くことができないのではないかと思っています。ただこの人たちの本質というのは、そういう非常に自己愛的で、表面的にはか細くて、自分は何もできないとか駄目な自分がいるとかっておっしゃられるんですけれども、根底にはものすごく自分はできるんだって、万能感に満ちているところをお持ちかなというふうに思いますね。そこら辺が私の中では、この人が中核的かどうかというところの基準です(71)。

あとは、認知のゆがみという形で教科書には書かれていることが多いと思うんですけれども、どれだけ自分を偽っているのか、認知をゆがませているのかというのが基本だと思います。食べ物に関する妄想的な、確信に満ちた考え方、やせ礼賛というか、それがあるかないかというところ。いわゆるやせてて、普通に美しくなり

信、④過度な賞賛へのニード、⑤特権意識、⑥対人関係における搾取性、⑦共感の欠如、⑧羨望ないしは、羨望の的であるとの確信、⑨尊大さ、傲慢さ。

自己愛パーソナリティの精神分析的理解を代表する理論家は、コフートとカンバーグである。（『精神分析事典』より）

(71) 図3および214頁を参照。

身体を支配し，やせたままにいることで，永遠の絶対的自信とやすらぎ，孤高を手に入れようとして，それらを手に入れるための作業に瞬時も休むことなく追い立てられ続けている人［自己愛的万能空想への固執（自己の理想化）］

実際には，無能と無価値の感覚に強烈に苦しみ，本能欲動の衝迫に圧倒される破局の恐怖に孤独に怯えている

図3　摂食障害という創られた悲劇，築かれた閉塞

たいとか、ステキなモデルさんみたいな服を着たいとかっていうレベルではないんですね。表面的にはそうおっしゃられるんですけれども、実はものすごくやせ過ぎている。本当にガリガリになって骨と皮だけになっても、まだ太ってるんだと言ってしまう。その妄想的な確信が、この人たちにあるっていうところが、この摂食障害、中核的な摂食障害というものの診断に必要だと思いますね。自分の身体に対して非常に独特な見方をされる。妄想に近いという感じが私はしています。そこら辺があるかないかをちゃんと見ることと思います。

瀧井　はい、鑑別診断ですね。精神病理学的なアレというのは私はちょっと苦手なんですけれども、私がこういう患者さんを見たいと思って治療をしてきた対象の中心というのは、中核的な摂食障害で、それはどんな人なのかと言うと、もうやせてることが何かすべてというか、やせに非常に固執して、生きることがやせというか、そういうふうになっているような人たちです。入院治療をして、たとえば体重がちょっと増えても、退院するとまたすぐ減らし、生命の危機状態となって再入院を繰り返すという、そういう非常に印象深い患者さんたちが九大心療内科におられて、そういう人たちを何とかできないかと。さっきチャレンジと言われましたけれども（笑）、そういうチャレンジが僕のわりと早期からの、摂食障害治療のモチベーションになっていたわけです。

治療法というのも、それまで原形的なものはありました。行動制限をしたりとかですね。目標体重を決めて、それで最初は全量摂取といって、まあ出されたものを全部食べさせる。最初は少なめから食べさせて、目標体重に達したら今度は自由摂取と言って、まあ「自分がちょうどいいと思っただけ食べなさい」みたいな、そういう治療スケジュールの何か原形的なものはあったんですけども、なかなかその通りに行かなくてですね。目標体重があっても、重症の人はほとんどそれに行きつかないとかですね。「早く帰りたい」とか言い張って中途退院になったり、いろいろあったりしたんですけれども、まあそういったのをしっかり治療できるように、摂食障害の治療を作って行ったわけです。

摂食障害の三つの分類

それで、そういう治療がはまる人、こういう人にはやっぱりこういう治療でないと駄目だなというふうに思う人たちと、そこまでしなくても、たとえば外来で治療をしてもできるんじゃないかという、そういう人たちもいるし、それからまた、こういう患者さんとは、さっきも出た物理的枠組みがないから、契約とか約束事を基盤に治療をしていくんですけど、そういう治療が当てはめられない人、そういう約束がもう根本的に成り立たない人たちがいるなと。こち

①中核的摂食障害

やせ願望が強く，強迫的に摂食障害であり続けようとする。彼女らは摂食障害であることが生き方（＝現実回避）そのものとなっており，それから離れることに対し強く抵抗する，摂食障害として重症な患者である。

②軽症摂食障害

元来の精神病理は比較的軽いが，やせ礼賛の社会的風潮に影響されてダイエットを始めたところがエスカレートし止まらなくなったり，不食が過食になり持続するもの。

③境界性パーソナリティ障害的摂食障害

問題の中心は摂食障害そのものというより，むしろ心理面・行動面の著しい不安定性・衝動性（境界性パーソナリティ障害的側面）である。境界性パーソナリティ障害的側面の一部分症状（行動化の一つ）として摂食障害の症状があるとも考えられる。治療は摂食障害そのものの治療というより，パーソナリティ障害への対応が中心となる。

図4　摂食障害の交通整理的な３つの類型（『摂食障害という生き方』より）

らが未熟だから患者さんがそうできないっていうんじゃなくて、患者さんのほうの問題として約束というのが成り立たないような人たちです。もう病棟の一般内科の構造で診るということが不適切であって、早くもう精神科の治療ができるようなところへ送ったほうがいいみたいな、そういう人たちがいる。それで三つの分類っていうのを作りました。中核的な摂食障害と、軽症の摂食障害と、それからボーダーライン的な摂食障害という、そういうふうな非常に大ざっぱな分類ですね。ちょっとご批判もあると思うんですけれども（笑）そういうものを作って、摂食障害学会[72]なんかで提唱したことがあるんです。

それは一つには、摂食障害学会というのは非常に雑多な先生方の集まりで、いろんな考え方を持っておられるし、また摂食障害は鈴木先生も今言われましたように、摂食障害もどきみたいな、そういったのもたくさんいるんですが、それぞれの先生は自分が診た患者さんが摂食障害だろうというふうに思われる傾向があって、精神科の先生が診てる摂食障害と心療内科で診ている摂食障害は違うし、一般身体科の小児科や内科で診てるものも違うし、そういったものを交通整理したいなぁというふうに思ったんです。もちろん重なっている部分はあるんですけど、それぞれの場で傾向というものがあるのではないかと。中核的な摂食障害はこうなんですよ、そうじゃないのもあるんですよということが言いたかった。まあお互い摂食障害とい

（72）日本摂食障害学会。平成九年に末松弘行を中心に日本摂食障害研究会として発足、平成一七年一〇月に最初の日本摂食障害学会が開催された。学会員は医師を中心に臨床心理士、看護師、教員などからなる。

うイメージが違っていると、話していても、もう話のすれ違いばっかりで、じゃあ摂食障害学会としてどうしていくのかというときに、全然話がまとまらなくて。まとまらないのがいいのか（笑）知りませんけど。そういうふうな感じもあって、非常に僕は苛立ってですね、そういう分類を提唱したりして、ある程度そういったのを認めてくださる人もいるし、現在まで何というか問題にされないこともあるんですけれども。

鈴木　今、先生がおっしゃってる摂食障害というのは、ＩＣＤだとかＤＳＭに則った形で摂食障害とくくられる方たちのことですよね？　そういうくくられる方たちがいらっしゃって、でもそういう中に、本当の摂食障害というのか、中核的な摂食障害の方たちもいれば、もうちょっと違う方たちもいますよっていう、そしてその他に、全く違うんだけども摂食障害という症状を呈している人たちがいますよっていう、そういう分類ですね？　今、先生がおっしゃっておられるのは。

瀧井　先生よりは狭い範囲を意識しているのかもしれませんが、まあ、そうですね。

鈴木　特に内科、心療内科ではなくて一般内科や小児科の先生たちは、そこら辺がやっぱりわからなくって、「摂食障害です」という形で紹介して来られますね。

松木　一般内科医、小児科医は精神病理学的な視点や発想が訓練されていないからわからないんでしょうねぇ。私たちから見たらこの人は明らかに摂食恐怖であって、やせ希求とかそんなものとは全然違うというのがわかるようなケースでも、内科から回って来た時には、すべて摂食障害の診断で来ますね。瀧井先生がおっしゃってるのは、先生たちが心療内科でしっかり治療をするような人たち、それが中核的な摂食障害だとしたら、ボーダーラインのニュアンスのある人っていうのは、精神科とかでより治療をすることになるケースであるし、もっと軽症的な感じの人は内科で治療をし得る、内科・小児科で、婦人科でも治療をするような、という、そういう実際の治療の場に合わせたレベルというか、そこを踏まえた分類的なものを示されているのかなとも思ったんですけど。

瀧井　まあ、それが理想なのかもしれないですけど、ではその精神科の先生たちが、ボーダーライン的なケースに対してどの程度やっておられるのかというのは、ちょっとよくわかりませんし、一般内科とかそういったところで、軽症の人がどれだけ治療できるのかっていうのは、私の中ではわかりません。

　患者さんが初診で来たとき、中核的な人は、この人は本来うちが診るべきで、入院させてしっかり治療をしていったほうがいいだろうなと思う。それから軽症の人たちは、まあ外来で診ていきましょうか、というような感じですね。ボーダーライン的な人は、まあ多少その傾向があるくらいだったら、うちで診てもいいのかなと思うんですけど、ちょっと本格的なボーダーライン的な人は、もう何とかその日のうちにですね……

鈴木 その日のうちにですか⁉

瀧井 ちょっと申し訳ないですけど、お互い不幸になりますんで、他の病院へというような（笑）。心療内科の限界と、そこで治療することによって予想される害を、本人・家族に誠心誠意お伝えしてなるべく理解していただいて、力不足をお詫びし平身低頭お引き取り願うようにしています。断りきれない感じで成算もないのに手を出しても、そこで生まれるものはポジティブじゃないものがほとんどで、問題をややこしくしてしまうだけです。紹介される精神科の先生にしても、変にいじくられて無駄に扱いにくくなっているよりも、「本日、当科初診の患者さんですが、当科の治療環境では治療は難しいと思われ……」と、ダイレクトパスしてもらった方がいいでしょうし、何よりも、よけいな責任や批判や怒りを背負わずにすみます。

ボーダーライン的な人を心療内科でなぜ診られないかという最も実質的な理由は、心療内科は閉鎖病棟・保護室といった物理的な枠組みを全く持っていないからです。精神科の先生は、それらはあったとしても滅多に使わないので、大きな差ではないと言われます。しかし、滅多に使わなくてもここぞという時に一時的にでも使えれば、また実際に使わなくても、いざという時に使えるという選択肢があるというだけでも、決定的に違うのです。大学病院の心療内科で治療していた時は、もし自分がそれらの物理的な枠組みを持っていたら、ボーダーライン的な人も含めて、もっと幅広い摂食障害の患者さんを診られるのになと、残念に思うこともしばしばありました。ところが、今私は医療刑務所[73]というところにいて、これ以上ないというくらいの物理的枠組みのあるところで、摂食障害患者さんの治療をしています。これまではできなかったことができる大きな可能性を感じています。

松木　瀧井先生の言われる物理的枠組み、私たちの言葉でいう治療構造[74]ですが、その重要性はまったくその通りだと思います。私自身も精神科病院の閉鎖病棟というハード面での治療構造が活用できたことで、摂食障害の理解が飛躍的に進みました。

鈴木　確かに、物理的な枠組みのあるなしでは、診ることのできる患者さんの層というのは違ってくるでしょうね。身体危機や逸脱行動の激しいときには、閉鎖の病棟は必要だと思います。そういう意味では、患者さんの病理のあり方をしっかり見極める、見立てをすることは、治療を開始するときに大変重要なのだと思います。自分の手持ちの枠のなかで診ていくことができるかどうかという判断がないと、治療の責任を持つことができないですから。ただ、中核的な摂食障害でも、治療によって退行していくと問題行動を起こして、ボーダーライン化してしまうこともありますから、それこそ、根底にある愛情希求性という意味では、摂食障害の人も境界性パーソナリティ障害という診断のつく人も同じで、ただその表現の仕方が違って

(73) 48頁の注65を参照。

(74) 小此木啓吾が精神分析での治療的設定について、その外的設定と治療者の在り方という内的設定を併せて命名した。ここでは外的設定でのハード面を指している。

(75) ビオンは、他者のとの情緒的なつながりの質を、愛すること（L/loving）、憎むこ

いるということだと思うんですね。なので、物理的枠組みがないときには、そこに治療技法の工夫が必要だということになってくるのでしょう。心療内科と精神科での治療の相違というのは、そうしたところからきているというのもあるかもしれませんね。

「マイナスK」

松木　私は、やはりその人がどんなパーソナリティかというのを見立ての大きなポイントに置いていると思います。中核的な摂食障害の人の特徴は、パーソナリティに、鈴木先生が言われたように、極めて自己愛的なところ、ナルシシスティックなところがあります。それに加えて、もう一つの特徴は、私はやっぱり倒錯性だと考えます。摂食障害の人の倒錯性というので何を意味しているかというと、一つは心的な苦痛、喪失や失敗で不可避に味わうことになる悲しみ、無力感や絶望感を受け止めなくて、むしろそれを刹那的な快を持ち込んでごまかそうとするような、そういうあり方が倒錯性の本質だと私は思うんです。実際のその表われ方のひとつは、偽ってしまうということですね。作話や嘘をついたり隠蔽したりするという、これらの部分が明瞭に存在するということが中核的な摂食障害の人の特徴だと思います。

これはビオンの言うマイナスK(75)のコミュニケーションが特徴だということだと

K-link（対象とのつながりの情緒的性質）
摂食障害では，マイナスK（lie：うそ・隠し事）とno K（not knowing：知らないふり）が優位

（参考）　K（knowing）：真実を知ろうとすること
L（love）：愛情で覆ってしまうこと
H（hate）：憎しみでいっぱいにすること
no K：無知・知ろうとしないこと
-K：真実を隠す偽りの知識を持ち出すこと

図5　コミュニケーション機能の病理

と（H/hate）と知ること（K/knowing）に分けた。知ること、Kはほんとうのことを知ろうとすることである。マイナスKはその病理型で、偽りの知識でほんとうのことを覆い隠してしまうことを言う。「嘘にはことばが必要だが、真実にはことばはいらない」とビオンが言うとき、このことばはマイナスKのためのことばである（図5および227頁を参照）。

思うんですけど、いわゆる自己愛的なパーソナリティ障害の人では、それはさほど前面に出てこないですね。非常に自己愛的な誇大感はあって、苦しいことになると引きこもってしまって、ほんとうのことや現実に触らないようにはするけど、マイナスKのコミュニケーション、つまり嘘や作話を積極的に持ち込んでそれらを偽ることはしないですね。反社会的な人たちもマイナスKのコミュニケーション、つまり嘘は使うんですけど、反社会的な人たちは、中核的摂食障害や自己愛パーソナリティ・タイプの自己愛的な万能感は持てないようです[76]。持てないからこそ、そういうマイナスKを使うんだと思います。だからそこが反社会的な人とも違っています。ボーダーラインとされる人たちも、自己愛的なところはありますが、情緒の揺れが非常に鮮明なところがあります。こころのバランスが悪いというのが傍目によくわかります。だけど、中核的な摂食障害の人たちは、特に望むようにやせている時は情緒の揺れって全然ないですよね。だから、それはまたボーダーラインと違いますし、ボーダーラインの人も、やっぱりマイナスKのコミュニケーションはそんなに強力ではないように思います。嘘で事態を乗り切ろうとするよう

	神経症	**パーソナリティ障害**	精神病
こころの葛藤 （不快／苦痛）	保持	**排出**（放散） **（意図して）**	排出（放散） （能力欠落のため）
	⬇	⬇	⬇
現実認知	ambivalence（両価） 現実の受容が困難	avoidance（回避） **現実を意図的に無視**	alteration（交換） 現実の拒絶
	⬇	⬇	⬇
	考え込む 考えあぐねる	**悩まず，行動（排出）で処理** 回避行動（ひきこもり） 発散（排出）行動 快感充足行動	世界の書き変え 空想の現実化 （妄想・幻覚） （こころの世界の外在化）
二次過程	機能不全	意図的放棄	崩壊
一次過程	抑止	意識的使用	無意識的汎用

図6　心的二原則（Freud, S.）に照らした神経症，精神病とパーソナリティ障害の違い

なことをボーダーラインの人はまったくしないわけじゃないけど、断固として嘘を貫くというのは、反社会的な人と中核的な摂食障害の人ですね。その辺を確実に見定めるというのが鑑別診断において大事になると思います。

先生方がご存知のように、実際、摂食障害様の病態を呈する人は、さまざまいます。食物や食事の恐怖症や体重恐怖症で食べられない人は、大抵小児期にそういうエピソードがあるんです。小児期に食べられなくてやせたエピソードがあって、それがまたあるきっかけで青年期とか成人期に出てきたりします。この人たちでは、やせていくことや食べられないことに微妙に葛藤していることがうかがえます。この人たちは死を恐れています。あるいはヒステリーの人が、一つの症状としてやせたくて食べないとか吐くとかの病態をみせることもありますが、死を賭けるほどの迫真性にどこか欠けています。精神遅滞(77)の人が適応がうまくいかなくなった時に、嘔吐とか拒食とか過食を呈することもあります。私の見た例では、統合失調症の人が、不安を和らげるために、拒食になっていたことがありました。こうした精神疾患特有の病態水準で鑑別する部分も必要なんですけど、より摂食の問題、やせの問題が前面に出てる人の場合には、今お話したようなパーソナリティの質がどこまで中核的な摂食障害の人なのか、というのを積極的にみるところが見立て・診断の重要事項になります。

(76) 反社会的パーソナリティ障害の人たちの過去、とくに幼少期には重篤な愛情剥奪体験があるとの見解がある。摂食障害のきょうだいに非行傾向が認められることがある。

(77) mental retardation：知的障害とほぼ同義であり、①知的機能に制約があること、②適応行動に制約を伴う状態であること、③発達期に生じる障害であることの三点で定義される。

瀧井　すいません、さっき反社会性の人は倒錯があると……

松木　倒錯の心性が前面に出るけど、自己愛的な心性はあまり大きくないと言いました。

瀧井　あの、万引きとかですね、ああいったことをずっと繰り返すような、そういう人たちっていうのは、それで言うとどうなるんですか。

松木　万引きというのは要するにごまかし、偽りじゃないですか。そして、そこに刹那的な強い興奮があります。万引きにはその物品の欲しさもあるのでしょうが、それよりもスリル感、つまり刹那の激しい精神興奮を味わいたいという欲望がずっと大きいでしょう。それは基本的には倒錯の部分の表われだと私は考えます。だから、先生が今医療刑務所で診ている人たちは、摂食障害の中でもそういう倒錯の面の大きい人だと思いますね。本当の反社会の人は、もっと直接的な激しいことをしますよね。要するに強盗をしたりとか恐喝をしたり、殺人をしたりとか、そこには人や社会への強い憎しみがあると感じます。先生が診ておられる摂食障害の人たちは、万引きみたいなことはしても、そういうことはなかなかしないのではないでしょうか。

瀧井　そうですね。

病の本態

松木　続いて摂食障害という病気の本態というテーマに入りましょう。すでに先生方はご存じのように、生物学的な問題、たとえば内分泌、あるいは脳神経の問題、そういう生物学的なところにこの病気の本態があるという考え方もありましょうし、こころのあり方、心理的なものが病気の本態だという捉え方もありましょうし、たとえばダイエットが現代文化的に流行っていることとか、あるいはアスリートとかバレリーナとかが高く評価されるという社会文化、時代的な空気が病気の本態に関係あるという考え方もあると思います。世の中の都合のいい言葉に、心理社会生物学的何とかという、そういやそうかも知れないけれど、あまりに曖昧な表現があるんですが（笑）、でも実際に治療をする時に私たちは本態を見定め焦点を定めて治療をすると思うんです。治療実践での基本的視座に、本態をどこに見るかということがあると思います。そのあたりをお話いただきたいです。瀧井先生、お願いします。

1. 摂食の諸問題（病理）は，目的達成の手段である。
2. 「やせ」を理想化し，やせた身体を希求し続けるこころの姿勢に基づいた行動が，「摂食障害」の病理を作る。
   極度なやせ，拒食，過活動，やせの否認，睡眠の短縮，カロリーや食品へのこだわり，過度な排泄（便秘へのこだわり，下剤・利尿剤乱用），自己誘発の嘔吐，低カロリー希求（「過食」は，その必然的な生理的反動）
3. 「摂食障害」は，（やせておくための方策としての身体を削る）行動の病である。
   すなわち，パーソナリティ障害である。
   こころの葛藤を悩まず，行動による快感の充足と苦痛（不安）の排出を生き方にしている。

図7　摂食障害は摂食の病ではない

生物学的な問題か心理学的な問題か

瀧井　私も先生方と同様だと思うんですけれども、本態は心理だと、こころの病気だというふうに思っています。[78] まあ、他にいろんな理由づけみたいなことがされてますけれども。やっぱりこころの問題だということになると、患者さんにとっても自分の問題なので、そこのところを治療されるというのはちょっときついという面もありますし、治療者のほうも、そこに向き合っていくというのはきついので、ちょっと他の理由にすれば楽になるみたいな、そういう点もあるんじゃないかな、というふうに思っております。

　この病名が悪いのかなぁと思うんですけれども、無食欲症とか、食欲不振症とか、そういった病名があって、よく知らない人は、食欲がないからこういう病気になるんじゃないか、食欲がないのが原因じゃないかみたいに思って、実際にそういうふうな食欲を増進させるような薬、そういったものを出せばいいんじゃないかというようなことがずっとありました。昔から六君子湯《りっくんしとう》[79]とか、そう言ったものを使ったり何かする（笑）。僕は使ったことはないんですけれども。

　あと、最近グレリン[80]という食欲を増進させるホルモンがこれに効くんじゃないかということで、この臨床研究がかなり大々的になされています。まあ、食欲がなくて食べないんじゃなくて、食欲はあるんだけども太るのが嫌で食べないんだから、

(78) 図7および214頁を参照。

(79) 虚弱な人の消化不良、食欲不振、嘔吐などに用いる漢方薬の一種。

(80) ghrelin：胃から産生されるペプチドホルモン。下垂体に働き成長ホルモン分泌を促進し、また視床下部に働いて食欲を増進させる働きを持つ。

そういった人に食欲を出しても、かえって問題が大きくなるだけでね。だから、これはおかしいんじゃないですかっていう話は、まあ何度かしたんですけれども、そういった研究をされる、中心になる先生方というのは、そういう考えはあんまり持たれなくて、結局、かなりのお金と労力を使って、全国的にそれをされたわけなんです。私は自分の患者さんは、それには入れなかったんですけれども、横目で見てるとですね、やっぱりあんまり治療にはなってないですよね。というか、その研究に参加させられた患者さんの経過は、気の毒なものになっていることが多いというような印象を持っています。もっとも、グレリンを使った介入をしたマイナスというよりも、一応は摂食障害治療を専門としながら、そのような変な仮説に基づいた変な研究に自分の患者さんを入れるような主治医に、そもそもいい治療ができるものかということだったのかもしれませんが。まあ、一部の先生たちの弁護をするとしたら、組織の中にいてそういう流れに反するということは、結構エネルギーがいることなんですね。

それで、その研究がどうなったのかというと、全然結果が表に出てこないんですね。聞くところによると結果が出なかった、いい結果が出なかった（笑）ということで、お蔵入りになったみたいなんですね。それは僕は「良かったな」と。まかり間違っても効果があるということになったら、困るというか被害を受けるのは患者さんであって、今製薬会社のデータの捏造とか、そういうのがありますけど[81]（笑）そういうことをされないで良かったなぁっと、製薬会社の見識なのか（笑）、良かったなぁというふうに思ってます。ちょっとこれはオフレコの部分ですね（笑）。

松木　ははは（笑）。でも昔、生理学で食欲の研究をしているある教授が、食欲を亢進する脳の部分を刺激したら、摂食障害なんて簡単に治るとかいうことを言っていましたね。実際には治療は何にもしなくて、この病の実態をまるで知らなくてただ人体に関する理論の一部を言ってるような人がいたように、あたかも生物学的な問題であるとすれば治療ができるかのような、そういう発想は、摂食障害にはずっとつきまとってますね。

ただ現実にそれではまったく治らないということも、また治療の歴史が証明しているように思います。もうひとつ、ここで話題にする必要があるのは、ダイエットから摂食障害になるという、そういう現代文化からの演繹という非常に単純な発想です。正常な人のダイエットと摂食障害という病理現象が、きちんと仕分けされないといけないと思っています。患者さんにも、「いや私は単にダイエットしただけで、摂食障害じゃないんだ」と言う人がいますが、それを鵜呑みにしないことです。そのあたり、鈴木先生にお話いただけますか。

（81）高血圧治療薬剤の臨床治験で大々的な臨床データの改変が行われていた事件。

ダイエットや食生活の問題の背景にあるもの

鈴木　皆さん、ダイエットの失敗ですとか、ちょっとダイエットしようと思ってやせておきたいとか、「スタイル良くなりたいと思って始めたんですけど、それが止まらなくなったんです」っていうようなことで来られますけれども、じゃあ止まらなくなったのはなぜなのかということですよね。一般の人が行う美容目的のダイエットは、ある程度のところで適度にうまく行ったり失敗したりということを繰り返しながら、落ち着かれるというのが普通だと思うんです。本当の意味でのダイエットっていうのは違いますよね[82]。糖尿病の先生方が言ってらっしゃるように、やせるとかスタイルを良くするということがダイエットなのではなくて、栄養学的にきちんと、バランス良く体調というか身体の状態を整えるというのが本当の意味のダイエットだと思うんですけれども、彼女たちの言うダイエットというのは、社会風潮に乗せられた、スタイルをよくするためのダイエットで、それをしようと思って始めたんですっておっしゃられるんですが、それが止まらなくなって過度になってしまうのはなぜかというところを見て行かないといけないと思います。「ダイエットの失敗だけで、こんなふうに骨と皮になるまで命を賭けるか」ということだろうと思うんですね。だから私はそれはダイエットの失敗ではないというふうに思っています。

(82) 英語で「diet」は①a規則的に用意されたり食べられる飲食物、b習慣的な栄養摂取（食習慣）、c特定の理由で行われる食事の種類や量の規定（規制）、②徐々に体重を減らすための飲食による療法（治療指示、治療計画）の意味。語源は古代ギリシア語の「diaita」＝生活様式（生活習慣）、生き方。

それと、社会の風潮として、どこかに載ってたんですけど「コケコッコ症候群」というのがあるんだそうですね（笑）。

松木　知らない。

鈴木　孤独の「孤」に欠食の「欠」、それと個人の「個」に「固」いで、「孤欠個固」と言うのだそうです。孤というのは一人で食べる。欠は朝ご飯を抜く。個は家族がバラバラのものを食べる。固は、偏ったもの、自分の好きなものだけしか食べない。そういう生活のゆがみみたいなものが現代にはあると言われています。私はこれは、食生活が問題なのではなくて、この食生活をもたらしている親子関係、家族関係が問題なんだろうというふうに思います。

松木　はい、それはそうですね。その通りだと思います。

鈴木　そういうあり方を普通に受け入れてしまっている社会というのが現在あって、それでその風潮が、風潮がというか、そこで作られて来た親子関係、情緒的な動きというのが、こういう患者さんを増やしているというのはあると思うんです。そういう意味では、社会現象というのはそういうことなのかな、とは思うんですけれども。でも、じゃあ食生活そのものが問題かというと、そうではないだろうと思いますね。ダイエットにしても食生活にしても、それを社会が礼賛するあり方にしても、それは確かにあるんですけど、その背景にあるもの、人間関係の希薄さであるとか、その場限りのことでうまく行けばいいや、というような考え方だとか、自分の本当の気持ちというものを見つめることのない社会生活みたいなものですかね。そういうものがこの病気を増やしてしまったということはあるかなとは思います。けれど、だからと言って、それが問題で、つまりそのダイエット、あるいは家族の中の食生活が問題で、この病気が発症するということではないだろう、と思います。

松木　そういう家族のあり方というのは、いろんな病理が出てくるためのマトリックス、母体にはなりますね。だけど、そこからさまざまな病理が選ばれてしまうというか、いろんな病態が出てくるようになるわけで、摂食障害ではそこからなぜ摂食障害の病態をとるのかという、そこにこそ問題があるということですね。

生物学的な変化は可逆的

鈴木　はい、そうです。あと、生物学的なところって、やっぱり今現在、脳の中をＰＥＴ(83)や何かで調べると、どこの部分がどうなってるとかって判明すると思うんですね。でも、私はそれは結果としてそうなってしまってるのではないのかなぁ、と思ってるんです。

治った方たちの、その治ったというのが何を治ったというか（笑）にもよるんですけれども、ある程度、身体的な状況が改善された方たちの脳の中の状態はどうか

(83) positron emission tomography（陽電子放出断層撮影）の略で、放射能を含む薬剤を用いる、核医学検査の一種。

というのを見たら、結果的には可逆性のものなんではないのかな、と思うんです。そこら辺の研究結果を私は知らないので、いい加減なことを言っちゃいけないんでしょうけれども、でも「ここが問題です」って今出てきている状態は、摂食障害という状態、その身体状況が悪くなった方たちの脳の状態を見て、ここが原因だというふうに言われているように思うのです。私はそれは可逆性のものなのではないかと思っています。

松木　二次的病変だということですね。

鈴木　はい。

松木　たとえば摂食障害で慢性の低栄養状態でやせていて、月経が一〇年ぐらいない人がいますが[84]、その人が体重を十分回復して、体の代謝が普通に戻ったら、月経戻りますもんね。

鈴木　はい、戻りますね。

松木　だからそれぐらい萎縮していた性ホルモン腺が、一〇年ぐらいあっても戻るほどの可逆性があるのですから、当然、脳にある変化が起こっていても、それは可逆的なものだという可能性が確かにありうる、それがこの病気の実際の質ではないかと思いますよ。

瀧井　その、月経とかは、必ず戻りますかね。

(84) 生殖機能は直接本人の生命維持に関係するものではないため、低栄養状態では心臓などへ先に栄養が回され、子宮や卵巣など生殖機能に関わる器官はあと回しになる。その結果、卵巣は働けず、無月経になる。

松木　私の経験では戻ります。ただし、本当に太るんです。ある時期には標準体重を超えるぐらいまで太る。標準体重のいわゆる真ん中以下の範囲ではない、エネルギーがプラスに十分転じている状況がきちんと続いてたら、必ず戻ります。

瀧井　その、低体重の期間がどのくらいあったかというあたりは関係ないですか。

松木　関係ないです。

鈴木　ただ、月経発来前の発症の方は、やっぱり難しいんですね。

松木　そういう人は、私は経験していないな。

鈴木　初潮があって、その後一年間ぐらいはちゃんと月経があった方で、摂食障害という状態の結果無月経になった方は戻ります。

松木　うん、戻ります。瀧井先生の治療は体重を少しずつ増やしていくじゃないですか。

瀧井　はい。

松木　それで徐々に増やして平均体重になった、という形ではないんです。月経が回復する人は、ある時点で過食になって体重がぐんと増えていって、平均体重の高いほうぐらいになるか、それを越えるぐらいになるような状態が維持されるということなんです。

瀧井　もう過栄養の状態というか、そういう状態が効果的という？

松木　うん、そうです。だって、月経ってそういうもんでしょう。子孫繁栄のためのものだから、生命維持がクリアされないと子孫繁栄にはエネルギーは向かないわけだから。人間はそういうふうに哺乳類として構造化されているのですから。だから、生命維持の問題が十分保証されてないような体重の増え方の場合には、生理は始まらないと思います。

鈴木　でも心配されて産婦人科に行かれるんですよね。産婦人科の先生は、先生によってはですけど、ホルモン剤(85)を出されたりするんですね。ちょっと困るんですけど（笑）って思うんです。

松木　そう、無駄ですね。医療費の無駄だし、やっていること自体が本末転倒であって、両者にとって無駄です。本来治すべきものに向かわないと。こういうことはちゃんと書いておかないといけませんね（笑）。

(85) 月経異常に対して用いられる。

III　摂食障害の病態と病理

松木　病気の本態はこころにあると、サイコロジカルな問題こそが中核的な摂食障害という病いの本態であるとみる、それが私たちの考えるところだと思います。さて、それを踏まえたところで、摂食障害の病態に目を向けたいと思います。病態、それは時間の経過という流れを踏む経時的な面と、横断的な面があると思います。横断的な面というのは、ある時点で病態として、拒食を呈している人もいれば過食の人もいるし、過食・嘔吐の人もいるとか、拒食しながらチューイング(86)もする人がいる、あるいは過食・嘔吐しながら下剤を使う人もいるといろいろあるんですが、時間を特定した時の病態ですね。一方、経時的な面とは、拒食の状態からやがて過食になったり、過食・嘔吐に代わったり、過食になったあと再び拒食に戻るなど、この経時的な病態の推移にもバリエーションがあります。(87)それから次に、これらの病態を引き起こしている病理をどう捉えるかとの問題があります。

先ほど瀧井先生が言われたように、摂食障害を治療している人の中には摂食障害には病理がないと言ったりする人がいるのです。病理がなかったら病気は発生しないというのは、医学の基礎知識以前の知識だと思うんですけど、そういうことまで

(86)　chewing は摂食障害の一種。噛み吐き・噛み砕きとも呼ばれる。食物を口に含み咀嚼して飲み込まずに、ビニール袋等に吐き出すという行為を一定時間に渡って行うもの。

(87)　図8および222頁を参照。

言う人がいるような分野になってしまっているという不幸があります（笑）。こうした諸問題についても、先生方のご意見を語っていただきたいと思います。鈴木先生から行きましょうか。

病　態

思春期の不安から拒食へ

鈴木　まず病態というか、経時的なものは、松木先生がこれまでもいろいろご本をお書きになられていらっしゃるのがあるように、まずはその、病気になる前というのがあります。その発症の準備期にすごい不安感みたいなものを持っておられる方たちが多いように思います。特に人との関わりの中での自分の居場所のなさであるとか、自分の存在感みたいなものに対す

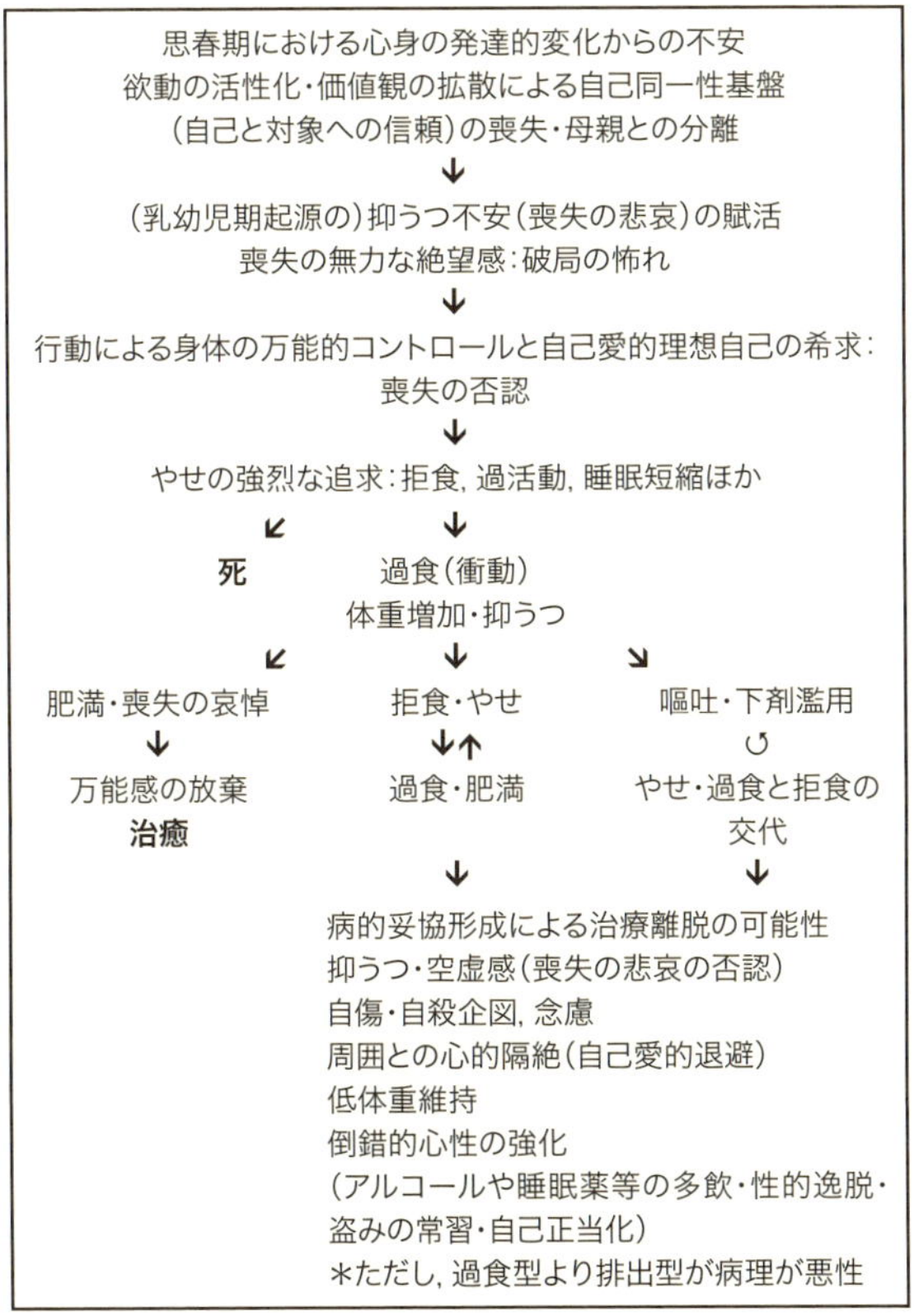

図8　摂食障害の病態サイクル

る不安であるとか。それは学校生活の中での対人関係であったりとか、あるいは自分が思うような成績がとれなくなったりとか、そういうところから準備が始まって、それを母親なり家族なりが、しっかりその不安を受け止められればいいんでしょうけれども、そうできずにいるように思うんですね。

それは、それまでの親子関係が表面的なものだったというようなところが関係するのかなぁと思います。非常に優しいお母さん、優しいというか、ものわかりが良すぎるような、友達感覚のお母さんは、情緒的には受け入れてもらえないという思いになると思うのですが、まあご本人の問題もあって、ちゃんと自分の不安を伝えられなかったりしてきているわけですから、そうした情緒的なものを受け入れてもらえないというようなことを、それまでもずっと繰り返して来た。

そういう親子関係の中で、実際に対人的な問題が生じたり、成績が下がったりとか、そういう自分の存在感、不安みたいなものが起こって来た時に、それこそダイエットというようなものにしがみつくわけですよね。しがみついてしまう背景には、かつて、幼児期の親子関係の中で、自分がちゃんと不安を抱えてもらえなかったという思いの中にいるという状態がまずあります。それが思春期の今直面している不安に重なった形で幼児期に退行したというか、当時の不安感が賦活されてしまうのですから、これはとてつもない不安になるんだと思うんですね。それで、みんなが

第二次性徴による身体の変化
➡性衝動の高まり・得体のしれない不安・心細さ
➡移行期の不安定さ（自己同一性のゆらぎ，母親との心的分離）・自分との間に不協和音
➡身体が異物として感じられる
➡幼児期の抑うつ不安の賦活
➡変化の否認・拒否（万能的コントロール）
➡摂食障害

図 9　思春期危機

受け入れてくれそうなものにしがみつくということがあるのかな、というふうに思っています[88]。

ある患者さんが、「食べることをがまんしてやせることができれば、他の人より優れてる」というようなことをおっしゃられていました。自分はたとえば学校の成績は他の人より上手く行かなかった、劣ってしまったんだけど、やせることだけは自分は頑張れるんだ、っていうようなものだった、というようなことをおっしゃっていました。だから、その手段でもって、自分の存在意義というものを見出そうとしてしまうというところから発症が始まるのだろう、と思っています。

その、やせをどんどんどんどん希求していくというのは、自分の中でも頑張れてるという感じがするんですよね。「ああ、やれてる」って。達成感がある。そしてある程度までは、他の人からも「ああ、やせてキレイになったね」とかいうような評価が得られるものだから、すごくそれに没頭していってしまう。没頭していることによって、自分の不安というのは感じなくて済むようになっていくというメリットがあります。それでどんどんやっていくんですけど、今度は生物学的な問題が発生していって、やっぱり食べないと飢餓状態という生理的に非常に困る状態が起こって来るので、食べたいという欲求が、自分の中で衝動として起こって来るんだと思うんですね。で、これをどうコントロールしていくかというのが次の課題になっ

よい自己部分はまるでなく，欲動に支配される自分は**無能**で**無価値**な自分でしかないとの**絶望**的な喪失感情，そのままの自分はよいところのない，愛されない，生きている意味のない存在であるとの**こころの痛み**，憤り，自責と自信のなさ

つまり，**抑うつ不安** depressive anxiety に圧倒され，もちこたえられないで行動化している

図10　摂食障害の中核にある不安

(88) 図10および220頁を参照。

ていくところで、ここで我慢できる人は拒食のまんま貫いていきますでしょうし、我慢できない方は過食の方向にいくわけですね。[89]

過食・嘔吐と下剤濫用

過食の方向に行っちゃう場合は、太っていきますので、それが大変恐ろしいものになって嘔吐という形が選ばれたり、あるいは下剤が使われます。嘔吐も、皆さん一日に一回なんてもんじゃない。一日に何十回もするわけですよね。それと、自分が食べたものが全部吐けたかどうかというのを確認する作業をしないといけない、というようなことがあります。これは食べる順番だとかというのもあるわけです。一番最初に色のついたものを食べて、それが出てきたら大丈夫だとかですね。

あるいは、吐物を全部自分のバケツの中に入れて、かき回して、全部出たかどうか確認をしないといけないという方もいらっしゃいました。それくらい徹底的に、食べたものが全部排泄されたかどうかというのを確認します。それを一日四回も五回もされるとか、夜中じゅうしているとか、そういうことになりますし、あとは下剤の濫用がある。下剤は最初は通常量から始まるんでしょうけれども、いやまだまだという形でどんどんどんどん増えて行って、私がお会いした人の中で一番多かったのは五〇〇錠ぐらい毎日飲んでいました。

(89) 図8および222頁を参照。

瀧井　うん。

鈴木　そういう方がいらっしゃったりとか、あとは、今ウォシュレット(90)がありますよね。あのウォシュレットで、肛門を刺激するという方法があります。あと何か浣腸的なやつで、排泄を促す直腸洗浄キットがあるそうで、徹底的にその排出される液に色がなくなるまでやらないと気が済まないという方がいらっしゃったりとか、そういう状況に自分を持って行ってしまう。そこまでしてやせていないといけない、身体の中のものを出さないといけない、というふうになっていきますね。

まあ、それが繰り返されていくと、栄養失調状態になるか、あるいは、逆にどんどんどんどん太る方も多少いるんですよね、やっぱり過食しますから。そうすると、もともと代謝が悪くなっていますし、低カリウム(91)とか低アルブミン(92)の状態が生じていますから、過食して吐けば浮腫(93)という状態が起こって来ます。本当に足が象のように腫れあがってしまって、靴が履けないくらいに浮腫の状態が起こって来るんですけれども、それはまた太ったということで、さらに下剤だとか嘔吐だとかという形に頼らざるを得ないと。悪循環でどんどんどんどん、太ったように見える状態が起こって来るということが繰り返されて行きます。

本当の意味で体重が増えていく方は、先ほどから松木先生がおっしゃってるように、入院なり何なり、ある一定の治療をされて、ちゃんと食べれるようになられて

(90)　ＴＯＴＯ株式会社が製造する温水洗浄便座の商品名で、登録商標。

(91)　低カリウム血症。血清中のカリウム濃度が正常値以下になった状態。下剤や利尿剤の乱用による過度の排泄によって起こることが多い。

(92)　低アルブミン血症。血漿タンパク中のアルブミンの量が病的に低下した状態。タンパク摂取不足などによって起こる。

(93)　顔や手足などの末端が体内の水分により痛みを伴わない形で腫れる症候。浮腫み（むくみ）ともいう。

いく方は、同じ太るでも実質的に太っていきますね。浮腫という形ではなくて実質的に太っていかれます。そうした時に、こころの状態がどうあるかということを見ていくということだと思うんですが、拒食の時っていうのはものすごくハイですね。何でもできる気持ちになって、もう羽が生えたみたいに楽しい、いくらでも動けるんだって。ただ、ある一点を超えるともう動けなくなりますから、その時はもう危ないんですけれども（笑）、それまではものすごく楽しくて元気でやれているんだって。

それが太らされてしまうと、なんでこんなに身体が重くならないといけないんだ、というようなことをおっしゃられますね。あと、過食になって嘔吐してしまうと、嘔吐した時にスッキリするとか過食してる時が楽しいとか、最初はおっしゃっているんですが、過食も嘔吐もものすごく抑うつ的な状況になるみたいで、「自分は駄目なんだ」とか「汚いんだ」とかっていうことをおっしゃられるので、その気持ちを丁寧に扱っていかなきゃいけないと思います。

チューイング、反芻

あと、チューイングというのがありますね。口の感覚だけの満足を求めるやり方です。ある方は、お刺身なんかが食べたくてしょうがなくて、お刺身を口に入れてはクチュクチュクチュ、ペッてやっていました。味わうという楽しみは何とかそれで維持して、太らないで済むということをされますね。でもチューイングは、何をチューイングするかにもよりますけど、ある程度液は入っていっているみたいで(笑)、何とか生命維持はなされる印象はあります。

私は幸いにも経験してはいませんけれど、これがずーっと繰り返されて行きますと、腎不全[94]が起こったり、それから低カリウム血症が起こって来ますから、生命のかなり危ない状況があるでしょうし、救急外来でやって来られて、そのまま命を失われるという方もいらっしゃるようなので、本当に命をかけた病態だなというふうに思います。二通り、ああ三通りの道が動いていく、というのが経時的な病態と思っています。

瀧井　あの、先生方は反芻[95]とか何かそういうのは経験はあるのでしょうか。

鈴木　しますね。

松木　しますね。

瀧井　ああ、そうですか。心療内科にいたときは、あんまりそういうことをしてるっていうのは見たことなかったんですけど、刑務所に結構多いんですよね。その、外にいるときは過食できるから。

鈴木　ああ、そうなんですね。

(94) 腎機能が高度に障害され，生体の内部環境を正常に保持できなくなった状態。

(95) 食べたものを一回口の中に吐き出し，それを再び食べる行為。

瀧井　それで刑務所で、収容されてますから、まあ過食できなくなりますよね。だから、満足感をそういうことで得てるのかなぁ、というふうに思ったりするんですけど、まだよくわからないんです。

松木　摂食障害で嘔吐を繰り返してる人の中には、もどすのがすごくうまくなってる人がいますよね。

鈴木　やっぱり食道の弁が弱くなってしまうので、すぐに上がって来るんですよね。

松木　それがあるんでしょう。それと、少量の水か炭酸水を飲んで出しやすくします。過食できる時は嘔吐するんでしょうけど、過食できない時はおっしゃるように反芻することで、それを満足する形をとってる人は確かにいます。

鈴木　でも、お戻りはおいしくないですよね。

松木　おいしいわけないじゃないですか（笑）。

瀧井　ははは（笑）。

鈴木　そうですね、胃の中に入ったものが出てきてそれを反芻するんですから。そうすると口の、この咬筋(96)の満足みたいなものなのでしょうね。

瀧井　うーん、そのおいしくないけどそれをやるということは、それなりに満足があるのかなと。

鈴木　ええ。口の満足があるんだと思います。これは、私はおっぱいの満足かなっ

(96) 咀嚼筋の一つ。頬骨と下顎骨に付着し、下顎を引き上げて歯を咬み合わせる働きをする。

て、いつも思ってるんですけど。

瀧井　うんうん。

鈴木　ずーっとこう、何かで口の中をクチュクチュクチュクチュしとかないといけない。だからチューイングも一緒なんじゃないかなと思ってみています。

瀧井　チューイングも、あれは満足するんですかね。

鈴木　でしょうね。食べている気になる。

松木　私の会った人の中には、吐くのにビニール袋を飲み込んで、それをグッと一挙に引き出すんです。それで嘔気を誘って吐く。それを一度につき二〇回ほど、一日数回やっているという人がいました。それで、そのビニール袋は特定のビニール袋でないと（笑）うまく嘔気を引き出して吐くというふうにならないので、特定のビニール袋をちゃんと買って用意していると言っていました。その行為も執念も、すさまじいと思いました。

鈴木　だから、プロになって来ると（笑）吐きダコ(97)なんか無くなるんでしょう。いや、吐きダコができているうちはまだアマチュアで、ちょっとみぞおちを押したら、あるいは頭を傾けたら出てくるみたいですね。

松木　うん。出てくるんですよね。そのためにはおそらく食べ物を選んでもいるんですよね。

(97)　手を使って吐く際に歯が手の甲に当たり、その部分の皮膚が硬くなってタコができること。

鈴木　まあ、そうですよね。
松木　吐きやすいものを買うようになるみたいですね、そう言っていますす、彼女たちは。
鈴木　ある方は、吐物を自分の家のトイレに流すと詰まってしまって流せないので、それを不法投棄をしていて、警察がそれを溜めていたら二トンになったそうです。
松木　うん。
鈴木　それこそビニール袋、ゴミ袋に溜めて、それをいつも同じ自分のアパートの所に置いておくと問題が起こるのでということで、別の区域に置いていて、それが二トンですから、毎日五キロ以上の嘔吐をしていたことになるんですね。
松木　はあ、すごいですね。吐物でトイレとか洗面所が詰まるっていうのは、よくあることですね。
鈴木　詰まらせますね。
松木　こうした実害が重なって結局、それまで大目に見ていた親がもううんざりして治療を受けさせることがあったりします。瀧井先生なんかは、その辺の状態についてのお話はどうでしょうか。
瀧井　まあ鈴木先生の言われたことと、ほとんどあれなんですけれども、ただその、なぜそういうふうになるのかというのが、まあ幼児期って、僕は分析をそんなに勉強したわけじゃないんで、そのあたりのところはちょっと、まあブラックボックスというかですね、何かこう謎のままという感じなんですけれども。

それとあと、さっきダイエットが原因でこういう病気になるんじゃない、という話もあったんですけれども、患者さんによく話を聞いてみると、最初そんなにやせたいとかはっきり意識してダイエットを始めたというのは、僕はむしろ少ないような気がするんですよね。最初は本当に軽い気持ちでやったとか、場合によっては何かこう体調が悪くて食べられなくてやせたとかですね。そういうことから始まって、体重が減ったということで、それが何かすごい、本人にとっては嬉しくてですね。それまでの彼女たちの人生の中で、そういう何かが自分ができたというような達成感みたいなものというのは、非常に持ちにくかった人が多いんじゃないかなぁと思うんです。そういう人が、唯一というか、そこのところで達成感を感じて、それが非常に快感になって、そこから抜けられなくなってしまっていくという。なぜそこまで、そういったことに大きな達成感を感じて、それをやり続けるのかというところに、この人たちの大きな問題があるんじゃないかというふうに思いますね。

鈴木　そうですね。

松木　うん、そうですよね。だから、それではその本人の問題は何かという重要な課題です。

病　理

禁欲に達成感がある

松木　それは言い換えれば、彼女らの精神病理の深いところに何があるのかということにつながると思います。[98]これまでの経験から私は、彼女らは自分という存在がすごく無価値で卑小なものだという強烈な恐怖を伴う感覚を本質的にずっと抱え続けて生きて来た人じゃないかと感じます。自分にまるで価値がない、あるいは自分の存在意義はみんなからは本当には認められてないという絶望的な感覚です。その感覚は何から出てくるかと言うと、乳幼児期の母子関係からだと考えます。母親から自分が本当に必要とされたり大事にされたという感覚が本人に実感されないままだったというところにあると思います。だから、その極めて深刻な問題を一挙に解決できるのが、それこそぐんとやせて人とは違う素晴らしい能力を持っている、発揮できる自分だという自己感の創作です。そこからこの人たちがやせることにつかまることになっていると、私は患者から学んできました。そこで大きく一つ、彼女らに意味があるのは、やっぱりやせるために食べない、我慢することがあるように思います。

(98)　図11、12および222頁を参照。

心的欲動発達 psycho-sexual development 口期 ⇨ 肛門・直腸期 ⇨ 男根・性器期での
口的快充足の失敗：(虚言, 盗みを含む)他者への不信, 自己の万能, とり入れの障害
肛門・直腸的快充足の代行的拡大：(発病後の)吝嗇(金銭への執着)・細部にこだわり, わがまま, 筋肉活動による排泄・削除の快感への固執, 倒錯と嗜癖の出現
性器的快充足の回避：性交回避, 中性志向

図11　摂食障害の発達病理

鈴木　はい。

松木　要するに、禁欲です。

瀧井　うん。

松木　禁欲という要素は、やはり彼女らが必要としているものなんじゃないかと思います。他の病気を選ぶんじゃなくて、この病を選ぶのは、禁欲に想定を超えた達成感があるのではないでしょうか。もちろん過食・嘔吐になると病態は変わっていきますけど、発病当初のあり方としては、我慢するという要素に達成という意義を持っている、自分の価値が高まる感じがあるという、それが摂食障害にあるのかなと思いますけどね。

鈴木　食べたいのをこれだけ我慢できてる自分は素晴らしいみたいな。

松木　うん、そうですね。そしてその結果、やせを維持できる自分は大変素晴らしい、っていう思いです。

鈴木　もともとは食べるのにものすごく興味があると言っている方がけっこういらっしゃいます。

松木　うん。

鈴木　まあ、倒錯という言い方がいいかどうかというのはちょっとわかんないんですけど、違う形で、食べ物に固執するということになっているのかな、というふう

1. 自己愛的 narcissistic 自己の万能・誇大の維持, 対象の軽蔑と支配, 思いやりの欠如 **2. 反社会的 anti-social** 虚言, 盗み, 他者不信(自己不信) **3. 倒錯的 perversive** 心的苦痛(喪の悲哀感)を刹那的快感で覆うこと, 病的自己の正当化 **4. 嗜癖的 addictive** 刹那的快感志向の慢性化

図12　摂食障害のパーソナリティ病理

に思いますね。

松木　一般に、摂食障害の人はおいしいものを食べようとしないですね。

鈴木　うーん、もともとはおいしいものは好きなんだと思うんですね。やっぱり病気になってしまった後に、特に過食の人は、食べ物なら何でもよくなってしまうんじゃないでしょうか。調味料でもそのまま食べちゃいますしね。

瀧井　時々、何かグルメみたいな人がいますよね。

松木　ああ、そうですか。私はあんまりグルメは聞かないな。私があんまりグルメじゃないから（笑）かもしれないけど。

瀧井　いやだから、それは珍しいなという感じですよね。

鈴木　過食する時、最初の一口まではおいしいらしいですね。それから先はもうどうでもいいので、ともかくスーパーに行って安くなった値下がりしたやつをいっぱい買い込んで来てという。

松木　うん、それとか、コンビニのジャンクフードみたいなので済ませます。

鈴木　そうですね。ジャンクフード。

松木　もうそのような態度になってしまっているときには、味もなんにもないですね。

鈴木　普段食べられないので、ジャンクフードに走るというのがあるみたいですね。

自信のなさ・喪失に耐えられない思い・虚無感・自分が壊れる不安：素直に出せない
⬇
こころの痛みを抱えきれない ➡ 食べ物・自分の身体に拠り所 ➡ 禁欲・達成により万能感に満足 ➡ 自身の拠り所にする
⬇
本当の安心にはならない ➡ さらにやせ続ける ➡ やせること・食べ物で頭はかかりっきり ➡ 本当の不安・葛藤は感じなくて済む

図13　摂食障害を病むこころ

油物とかですね。

松木　はい。

鈴木　食べられないというのは、食べることを自分が……

瀧井　ああ、禁止してるのね。

鈴木　拒否してますから、禁止してるものですね。

瀧井　うん。

罪悪感

松木　そういう病理の問題の一つに、罪悪感がありますね。ただ、自分の問題として深刻に考えるいわゆる自省的な罪悪感はあんまりないじゃないですか、摂食障害の人には。たとえば家族に迷惑かけたりしているけど、そういうことがらには罪悪感はないですね。それとか万引きをしたり、作話(99)や嘘をついたりしていますが、罪悪感はないですね。

鈴木　でも、そこに対する罪悪感はないんですけれども、自分が生まれて来たということに対する罪悪感みたいなものはあるような気がするんですけど。

松木　ああ、私はそうだと思います。だから、ある意味浅いレベルというか、社会倫理的なところでの罪悪感はないんだけど、自分の存在そのものが悪い、罪なもの

(99) 事実でないことをあたかも事実であるかのように話すこと。

であるという、深い罪悪感を抱えているんです。

鈴木　そうだと思います。

松木　だけどそれは、なかなか表には出てこないですね。そうであるからこそ、私たちがどう出会うかが大事なんだと思います。罪悪感のところでもう少しお話があれば、瀧井先生いかがでしょうか。

瀧井　あの、何か生まれて来た罪悪感というのかですね、そういうのがあるけど、そうじゃないものは罪悪感がないというね。それ、その通りだなと思って。あの、刑務所に入って来た人たちはそうなんですよね（笑）。

松木　逆に言えば、あまりに強力な罪悪感があるために、日常的罪悪感は麻痺しているみたいな、そんなふうに言えるかもしれませんよね。

瀧井　ああ、なるほどですね、うんうん。

鈴木　汚いって言いますもんね、自分の存在が。

「認知のゆがみ」はあるか

松木　うん。それと、話題が変わるんですけど、摂食障害には、認知の病理、認知のゆがみがある、そんなふうに言われますね(100)。つまり、本人たちにやせた体の写真を見せても「いや、やせてない」と言うから、彼女らの認知は歪んでいる、とされ

(100)　摂食障害では自己の身体イメージだけでなく、食事や体重をはじめとして認知のゆがみがあるとされている。

ます。そうなのだろうか、そんなに単純に決めてよいのかというのが、私の問いです。

鈴木　確かに、本人たちは自分が骨と皮になっても「まだ太ってる」って言ったりとか、そういう意味での認知にはゆがみがあるんだろうというふうに思うんですが。でもこれは何と言ったらいいんでしょうね、認知の表面的というのかな、表面的にそのように振る舞ってるというところがあるのかな、と思うんですね。だから、自分が「ああ、本当にやせてるんだ」ということに気づいた時は治っていけるんです。でも、知らない、見ない、自分の身体をやせているということを知ってるけれども知らないようにしてる、っていう状況での認知というのは、ゆがんでると私は思っています。

先生がさっきおっしゃったような、やせてる写真を見せてやせてるかやせてないかという、そういうレベルの認知の問題ではなくて、やせてることは知ってるんだけれども、知らないようにしているという、そういう認知のゆがみというのはあるかなと。

松木　そうですね。それはマイナスK[101]の一つですね。

鈴木　そうです。

松木　だから、生物学的機能として認知ができないのではなくて、認知したくない

(101)　64頁、223頁を参照。

のであると。もっとはっきり言えば、意志的に認知しないというのが、摂食障害の人の自己像に対する反応じゃないかと私は思います。瀧井先生はどうでしょうか。

瀧井　認知できる、そういう能力は持ってるんだけど、そういうふうには認知したくないので、違ったように考えるよと。それはまあ、そういったことをそのまま捉えれば、何か歪んでるというか、普通とは違ったような、明らかにこう見えるはずなのに、違ったふうに見えるというふうに言って、そういうふうに主張しているというですね。だから、その機能がないわけじゃなくて、自分でゆがめてるという話ですね。

松木　うん、そうですね。私はそうだと思うんですけど。

鈴木　見れども見えずみたいなところで。

瀧井　そうですね、だからそこのところは治療が進んで行くにしたがって、そういった認知の修正というのはあるかも知れませんけれども、何かこう、まともに物が見えて来たりとか、そういうふうにするということは、もともとその認知機能がないわけではないということですね。

鈴木　そうですよね。

こころの姿勢

松木　過度なやせをそのまま認めるようになるというのは、別に表面的な認知の機能が変化するんじゃなくて、こころの姿勢が変わるんですよね。こころの姿勢が変わって、今まで見なかったものをちゃんと見るようになる、あるいは見えていたけれども知らないふりをしたり、そうじゃないと否定していたものを、ちゃんと受け入れる、受け止めるようになる。そういう変化であると思います。

瀧井　こころの姿勢が変わらなければ、そういったものも変わっていかないわけですよね。

松木　はい。だから、いわゆる認知を修正するという、表面的な意味での認知なんですけど、認知を修正する治療をして摂食障害が治るっていうことは、基本的にはあり得ないと私は思います。それは、表面の認知を修正したって、こころの姿勢が変わるはずがないのですから。それこそ治療を受けている時だけは、「ああ、わかりました。そうですね」とセラピストの言うことを受け入れるかも知れないけれど、治療が終わったらもう全然そんなことはすっかり無視するみたいな、そういうことが実際日常的に起きていることだと思います。

瀧井　僕はあの、自分の治療を、「行動制限を用いた認知行動療法」(102)というふうに名前をつけてしまったんです。それは後悔してるんですけどね。普通の認知行動療

(102)　その形成過程から実際の運用までの詳細は『摂食障害という生き方』第六章を参照のこと。

法というのは、その何と言いますか、普通から見て間違ってる認知を普通に戻そうという、そういうことで、あの手この手を使ってやるんですけれども、そういったのをこれまで見てて、良くなった患者さんというのはないんですね（笑）。これじゃ駄目だなというふうに思ってたわけなんですけど、そういう名前をつけてしまったんです（笑）。

松木　ははは（笑）。

瀧井　だから、結局なんで認知行動療法[103]が有効じゃないというか、本当の意味で有効じゃないのかっていうのは、今松木先生が言われたように、こころのあり方というのを変えるという、そういったところが、認知行動療法にはないですからね。ただ認知という形を、それを修正するという、そういったアレだけなんで。まあこの病気というのが、そういうこころの中の、そういった深いところの問題であるので、そこのところをしっかり扱っていかないと良くならないと、そういうことなのかなと思っています。

松木　はい、そうですよね。

鈴木　先生の関わり方というのは認知行動療法でいらっしゃるのかもしれないですけど、ご本を読むと、そこに何があるのか、患者さん本人が何を感じてるのかというところをいつも問うておられるように思うので、そこが認知行動療法にこう、付

(103)　人間の気分や行動が認知のあり方の影響を受けるという理解に基づき、認知のあり方に働きかけることによって精神疾患を治療することを目的とした精神療法。

随していているというか、くっついてるもんだから、治療自体が非常によく機能しているのかなぁと、そんな感じがありますね。

瀧井　だから認知行動療法をいいように解釈してですね、そういうことも含めて認知行動療法かなと思ってたんですけど。ちょっと、やっぱりどうなんでしょう（笑）。

鈴木　私は認知行動療法を知らないのですけど、私が実習に行ったフランスのサンタンヌのところでは本当に一つ一つチェックリストみたいなのを全部書いて、行動そのものを、何週間でどれをどうして、というふうにやっていました。それで最終的には、段階が二つあるんですけど、段階を上げる時には一対一でスタッフと食事をするんです。その食事の食べる順番であるとか、それが自然かどうかというのを全部、他のスタッフがいっぱい見ている中で一対一で食べるという（笑）ようなことをしていました。その時はもう本当にびりびりとした緊張が走るんですけど、でも、結果的にはそれをして、その時は何とかなっても、やっぱり同じことを繰り返して何度も逃げたりする、ということのようでした。買い物にもついていって、買い物の順番だとかそういうものを全部チェックして、これはこうこうこうって修正していくんですよね。けれど、やっぱり繰り返すというのは、こころにどれだけ関わるかということをしないからじゃないかと思うんです。

瀧井　何かその、そういうマニュアル的な認知行動療法というのがありますよね。

そういうのを見て、やりたくないなぁと思うんですよね。（笑）それはまあ、そういう何かすごく機械的にやっていったりとか、そういう何十回とか、マニュアルに従ってやっていくのが、つまんないなぁ、面倒くさいなぁというふうに思ってたのもあるんですけれども、今ちょっとお話してて、根本的なことをしてないというか、一番大事なことをしてないというね、そういった面も大きかったのかなという感じがするんですね。

鈴木　でも先生みたいに、認知行動療法という枠で治療をされていても、そういうところを常に問いながらやってらっしゃる治療者もいっぱいいらっしゃると思うのでですね。そうしたら、認知行動療法という名前であっても、やっぱり結果は違って来ると思うんです。だから、それは、認知のゆがみを修正しているのではなくて、こころのあり方に一生懸命アクセスしようとしているっていうあり方が、変わっていくことにつながっているのだろうと思いますけどね。

松木　詳しくは知らないんですが、今いわゆる認知療法というのが第三世代(104)とかになって来ているという話があるようです。結局それは何が変わって来ているかというと、単に行動修正じゃなくて、もっとこころに働きかけようという、そういう動きが起こってるようなんです。そうしないと認知は変わらない。だから、ようやくそういうことに気がついて来ているんじゃないでしょうか。

(104)「マインドフルネス」と「アクセプタンス」を共通の治療要素として展開されている認知行動療法の近年の流れ。学習理論を基礎とした行動療法（第一世代）、認知に焦点を当てた認知行動療法（第二世代）に次ぐ世代とされる。

話題がこれから話す治療のところに入って来たところで、いい感じになって来たかと思いますが、瀧井先生の話を聞いて、付け加えなくちゃいけないことを思い出したんですけど。

瀧井　はい。

松木　摂食障害の歴史というところで。

瀧井　はい。

松木　実は瀧井先生の本を読んだときに、「抜けているようだな」と気がついて、そこで思い出したことなんです。一九八〇年代の後半あたりからと思うんですけど、福岡の浜の町病院の内科医だった深町先生(105)が行動制限療法というのをやり始めていらっしゃる。九〇年代ぐらいまで浜の町病院(106)でやっておられたんじゃないかと思いますが、行動制限をはっきり前面に打ち出したのは、あの先生がはじめてだったんじゃないかと思うんです。私が閉鎖病棟で行動規制を試みていた当時、深町先生が一般内科の病棟でそれをやっていて、あの頃、それに基づいて行動制限療法の本を正と続の二冊出されたと思います。最初の著書は結構売れたんだと思うんです。あの本は摂食障害の治療に行動制限が必要だということを、新鮮にアピールしたものだったんじゃないかなと思います。そういう意味では日本の摂食障害の治療史に一つの形跡を残したものではあったんじゃないかと思っています。歴史のところで、

(105) 深町建：内科医。九大心療内科とは別に九州大学第一内科で心身医学を実践。もともと精神分析をベースにしていた。著書に『摂食異常症の治療』（一九八七）『続・摂食異常症の治療』（一九八九、ともに金剛出版）がある。

(106) 国家公務員共済組合連合会浜の町病院：一九五一年聖福病院付属「浜の町診療所」として福岡に開設。一九五二年に「浜の町病院」として独立。

このことを言う必要があったんですが、忘れてたので今、付け加えました。

瀧井　いえ、実は、行動制限を日本ではじめてやったのは深町先生ではないのです。あれは、てこずった患者さんを鹿児島大学第一内科の野添先生に紹介して、入院して一年にわたる行動療法をされて帰ってきた患者さんの変化に、深町先生はショックを受けられたのですね。そして、野添先生のやり方を取り入れたというわけです。そのあたりのことは、深町先生の本に書いてあります。

松木　ああ、そうなんですか。

瀧井　だから鹿児島ですでにやってることなんですけど、鹿児島はそういう名前をつけなくて、プライオリティをとられたみたいになってしまった。ネーミングは大事ですよね。鹿児島のは、「刺激統制下におけるオペラント行動療法(107)」とかいう、ちょっと難しい名前です。

松木　行動療法の古典的表現ですね。

瀧井　はい、まあ刺激統制というのがある意味で行動制限なんですけれどもね。鹿児島は行動療法の伝統があって、そこで野添先生が、そういう海外のものも取り入れたんだと思うんですけどね、そういうオペラント的なものを。その当時の分析系の先生は分析でやっても良くならないので、「どうしたらいいか」といった状況の中で、野添先生が行動療法でかなりいい成績を出したものだから。

(107)　オペラント行動療法：望ましい行動に対して、それをまた行いたくなるような刺激を与えたり、行いたくないと思うような刺激をなくしたりすることで、望ましい行動を多くしたり、望ましくない行動を少なくしたりしていく行動療法。

松木　なるほど。
瀧井　もうすごいセンセーションで、中に反発する先生たちもいたけれども、深町先生のように取り入れる先生たちがいて、そういう人たちが、まあちょっとあのそういう認知行動療法的な治療を……。もともと精神分析をやっていたベック(108)が、行動療法を取り入れて、認知行動療法を創始したのと似ていますね。
松木　なるほど、うん。深町先生は福間病院のサテライト・クリニックでも週に一回働いておられたのでその関係で、九〇年代前半に深町先生が福間病院に来て自分の行動制限療法の話をされたので聞いたことがあったんですが、今、先生が言われたような話は一切されなかったですね。
瀧井　ああ（笑）ははは。
松木　自分で気がついてやり始めたみたいな、そんなふうな話し方だったですね。プライドの問題かな（笑）。ああ、そういう背景があったんですね。それは知らなかったです。深町先生は、もともと精神分析のほうの人だと言われていたんですけどね。でも私が精神分析に本格的に研鑽した頃には、精神分析の人という存在ではなかったです。ただ人間理解の基本的な考え方は、あの当時、池見先生にしても、精神分析の考え方を持っておられましたから、そうした時代の人ではあるんでしょう。

(108) Aaron Temkin Beck (1921–)：アメリカの医学者、精神科医で、認知療法の創始者。精神分析家としての訓練を受けたが、うつ病の研究において自身の仮説を検証することができず、精神分析と決別して、うつ病の認知療法を考案した。

瀧井　先生は深町先生の「いい自分悪い自分」(109)というのはどんなふうに評価されますか。

松木　うん、あれはやっぱり患者の言葉から学んだということだと思いますし、その「いい」と「悪い」という表現が適切かどうかは別なんですが、二つの自分がいるということを患者から聞いて深町先生は、そういうふうに概念化したんだろうなと思います。私がさっき言った、パーソナリティの二つの部分という、これは本当に患者がそれを表現しますから、患者から学んでということだと思います。ただ、私が何年か治療したケースで、深町先生の病院に半年入院して、行動制限療法のコースを立派にやり終えて治ったということで退院して、その次の日から家で吐き始めたという人がいましたから(笑)。そういうしたたかさが摂食障害の事実なんです。

鈴木　そう、そうですね(笑)。

(109) 深町先生が使った重要なキーワードの一つ。いい乳房(対象)、悪い乳房(対象)という使い方は、精神分析ではメラニー・クラインの用語として広く知られていた。

Ⅳ　摂食障害の治療

松木　治療に入りたいと思います。最初に総合的に、自分はどんなふうにやってい る、やって来たというところから話していただきましょうか。治療について、先生方の実際にされている治療法、治療の状況を聞かせていただきたいと思いますが、ポイントはいくつかあると思います。一つはまず、治療のターゲットをどういうところに置いているのか、とのことがあると思います(110)。

そして次に、そのターゲットを達成するために、どういう治療の構造、あるいは環境、要するにハード面と言いますか、その設定に関してです。そういう環境の中にはそこで働く人とか家族とかも入る可能性があるので、ハードとソフトの両面があるんですけど、そういう治療の枠組み、構造設定を、どうされていたり、どう考えられてるかということがあります。そして、そういう、いわば器があるとすれば、第三番目に器の中のこととしての治療の方法があると思います(111)。

たとえば、鈴木先生は精神分析的な考え方と方法で治療されているでしょうし、瀧井先生は行動療法的な考え方と方法でされていると思います。そうしたことについて、ご自身がやっておられる方法とか考え方をお話いただければと思います。こ

自己愛的理想化の放棄 　ふつうにある自分を認め，受け入れる 行動による防衛の放棄 　やせに走る気持ちの部分を断念する 　（いずれも，喪失とそのmourning） 抑うつ感情の受け入れともちこたえ

図14　治療の目標

(110) 図14および224頁を参照。

(111) 図15および225頁を参照。

れが三番目の点ですが、そこには薬物をどう使うか、どう位置づけるかという問題が入ると思います。

それから四番目なんですけど、これは他のスタッフとの協働です。外来もそうかも知れませんが、とりわけ入院治療はその他のスタッフとの協働、どういうスタッフとどういうふうに協働するかというところがとりわけ重要だと思いますから、そのあたりもお聞かせください。

そうしたことをお話いただいた上で、あるいは途中で、先生方の治療の実際のポイントですね。目のつけどころ、関与のしどころ、そういったこととか、そこにある種のコツとかテクニックがあるなら、そんなこともお話いただけたら、臨床に関わる方たちに実際的に有用と思います。そうした治療をしている時には合併症とか続発症も出てくるので、それらへの対応にも、話はひょっとしたら及ぶかもしれないと思ってます。

ただ、私の知るところで、治療に関して、やっぱり瀧井先生も鈴木先生も、基本的にはこころの問題ということとして摂食障害に関わるということをしておられると思うんです。そして、方法的には、これは極めて大まかな発言かも知れませんけど、摂食障害の治療の前半は、ある種の構造とか枠組み、関係の持ち方、そこのあたりにおいて、きっちりとした枠を持ち込んで、患者が自分の問題点、あるいは自

1. 治療構造の明確な設定と確実な維持
（家族を含む）治療環境の管理

2. 精神分析的心理療法
病むこころへのアプローチ
a. 面接設定（外的構造）
b. 面接者の心的姿勢（内的構造）
c. 技法的特異点

図15　治療の方法――必要条件と十分条件

分の病理部分から目をそらさないように方策を講じるというところに重点が置かれて治療が進展すると思います。そういう枠付けを保持して治療をやってる中で、だんだんこころの問題が浮かび上がって来るし、そこをきちんと私たちが見据えていくことでしょうか[112]。

後半は、そういうこころの問題、摂食障害の人の場合には、たとえば私が思うには、自分の存在そのものへの価値や意義の無さといった非常に無力な感覚を持っていると思うんですが、その辺に真摯に関わることになるでしょうか。本人が生きる意味を問うたりする、彼女らのこころの問題に真摯に関わるというあり方は私たち三人に共通しているところではないだろうかと思います。しかしながら、細部に至っては、その治療者独自の考え方と方法で、いろんなバリエーションがあると思うので、そこをこの機会にしっかり聞かせていただきたいと思います。どちらから行きましょう。じゃあ瀧井先生から。

こころの問題を回避させない

瀧井　松木先生が言われたように、治療のターゲットと言ったらこころなんですけれども、摂食障害の人っていうのは、自分のこころの問題をこころの問題としてと

病理行動を把握し，管理下に置く

彼女らに起こっている事実を語り合える関係を作り，そこに不安が浮かび上がってこないことには，治癒に本質的な心理療法が効果を上げない。ゆえに**病理行動（行動での防衛）を確実の放棄させるマネージメント体制を構築する**

病的行動を放棄させる治療構造が確立，あるいは維持できないときには，ハード構造を厳格にする（家庭→開放病棟入院→保護室）

家族を含めた治療チームの理解と対応を統一する（家族のみとの定期的面接を設定しておく）

図16　治療構造の確立の理念

（112）図16および226頁を参照。

らえずに、身体の問題とか行動の問題、そっちのほうに流していくというところがあります。本人は、悩まないという形で自分のそういうこころの危機を救ってるのかなぁと思うんですけれども、そういう状態で、自分の問題を回避して、自分の問題に向き合わないでいるところで、いくら何をやったところで、まあ実質的な治療はできないということだと思います。私は基本的に摂食障害は回避の問題、回避の病気だというふうに捉えてるわけなんです。それを回避させないようにする。回避させないところで本来の自分の問題、こころの問題がこころの問題として返って来て、それを治療的に扱う。そういうことをしていくのが治療として大まかなところかな、というふうに思っております。

しかし、患者さんは、そういうふうに回避していることによって、自分が、こころが救われてるわけですから、回避させないことに対して非常に大きな抵抗を示す。もう自分の存在をかけたような、そういう反撃というのをして来るわけですけれども、そういったことに対して、こちらが壊れてしまわないような、そういう構造というのを作り、またそういう患者さんの抵抗に対して、逃げないで、対峙していくという、まあそういうことが大事なんじゃないかなと思っています。

まとめ　**摂食障害は回避の病気**

摂食障害では、ある行為をすることに伴う不安や嫌悪のため、回避が極めて顕著となり、「生きること＝回避」というような状態となっている。

行動制限という枠組み

それで、先生方のやり方と本質的には同じだと思うんですけれども、実際のやってることと言いますと、違いがあるとすれば、患者さんの行動面とか体重とか、特に体重のことについて、結構こちらはこだわるというところがあります。

そして構造としましては、これは外来の時から、そういうことをやりますよ、というふうに話して同意をとっておくわけなんですけれども、入院して行動制限という枠組みを導入します。入院してからしばらくは行動観察期間という猶予期間があって、その期間はわりと自由にしてもらって、その中で患者さんの現在の状態を把握し、病態についてもできるだけ見当をつけておきます。それで状態がある程度わかって来たら、具体的に、どういうふうな行動制限の枠組みでやっていきましょうか、ということを患者さんと話し合います。

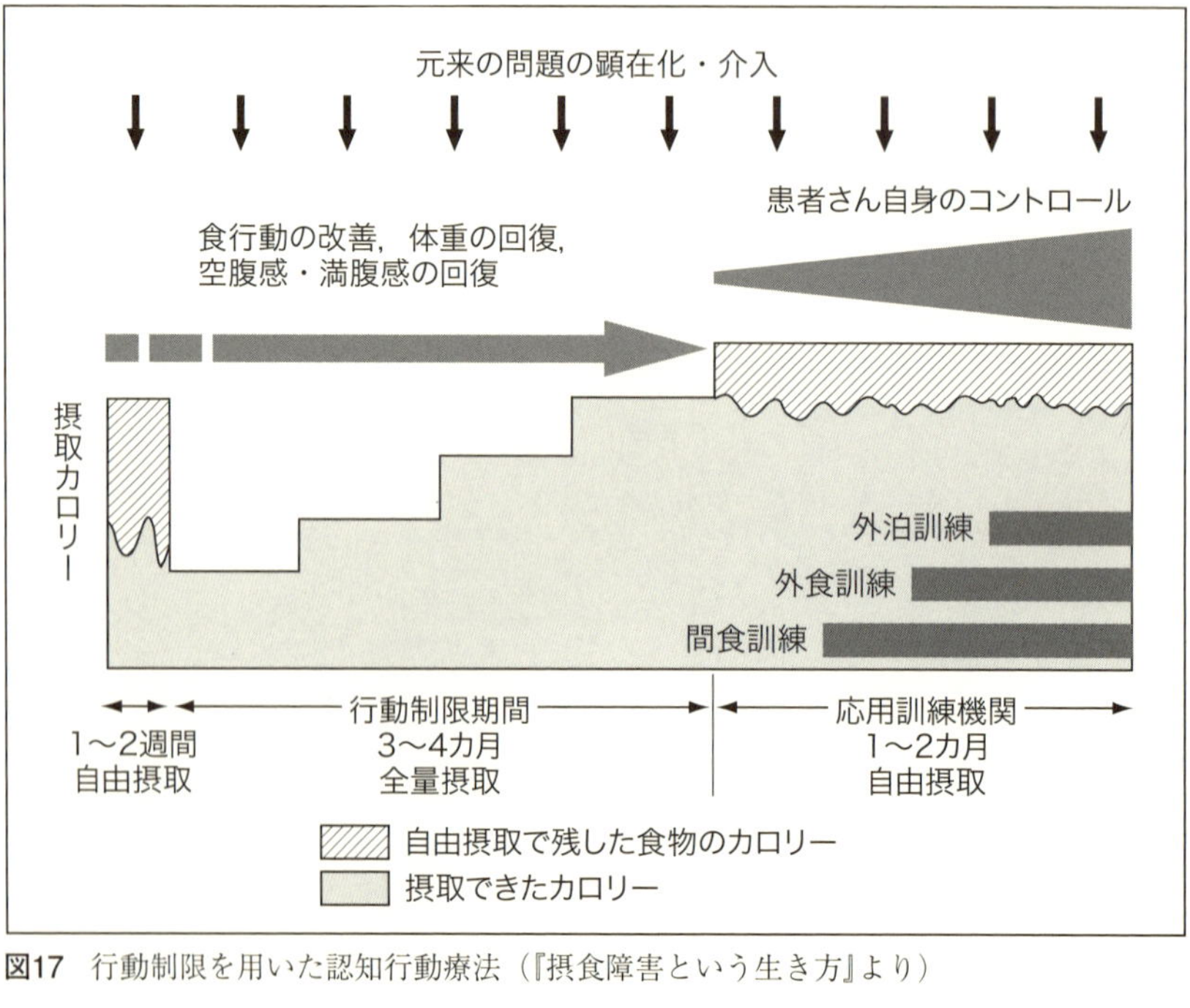

図17　行動制限を用いた認知行動療法（『摂食障害という生き方』より）

それで、いよいよ行動制限が開始されますと、いろんな行動がかなり制限されます。たとえば行動範囲は自室内とか、広くても病棟内ぐらいにしておき、それから手紙や電話を含めて外部との通信はできない。お風呂やシャワーはもちろん駄目、娯楽も非常に制限される。拒食症の人たちは、変化を大変怖れ、現状のままであり続けたいという人たちです。そこで、栄養を取らないで体重が増えなかったらずっとその状態が続くという、そのままでは自分が非常に不快であるというような設定にしておくのです。で、体重が一キロ増えたら何かが解除されていくと。そして、次の一キロでまた何かが解除されていく。そういうふうに、自分が適切な行動をすれば、そういう「快」というか、報酬が得られると。でも、それをしなかったら嫌な状態が続くという、まあ飴と鞭みたいなものです。そういうのが嫌だというふうに思われる先生とかもいますけど、こういう枠組みがなかったらどう治療できるのか、ということなんです。

それで、入院中にどこまで増やすかという目標体重ですが、入院前にもう決めておきます。食事は、出された食事は全部残さず食べるという条件の下で、最初は少なめの食事から始めます。もちろん食べて体重を増やすということは、この人たちにとって一番嫌なことなので、最初から普通の量を食べるというのは、いくら頑張っても無理だろうということで、少なめな食事から始める。まあそれでも残さずに

表1　行動制限表の一例（『摂食障害という生き方』より）

体重（kg）	行動範囲	通信	入浴・シャワー	その他
40	病院構内	面会	入浴自由	
39			シャワー週3＋入浴週3	漫画・雑誌
38		電話受信	シャワー週3＋入浴週1	音楽
37	病院建物内	電話発信	シャワー週3	
36		手紙受信	シャワー週2	読書
35		手紙発信		
34	当科病棟内		シャワー週1	クロスワード
33				絵本
32	自室内		清拭・シャンプー	日記

食べることを嫌がって回避しようとするんですけど、でも「約束だから、ちゃんと食べてください」というふうにして、食べてもらう。

食べる前は、少ない食事でも全部食べれば太ってしまうというか、そういう信念がありますよね。だけど実際に食べてみたら、そのくらいの少ない食事では体重は増えないことがわかって、そんなふうに自分の体で確かめることによって、ちょっと考え方がですね、自分の考え方が違ってたかな、という感じを持っていくわけです。で、だんだん食事に対して不安というのが少なくなって来て、本人はもっと食事を上げてくださいとか言いますけれども、でもしばらくはそれを続けます。そして、だいぶ食事に慣れてきたかなと思ったら、カロリーを少し上げます[113]。カロリーアップした当初はまた不安なんだけれども、実際に食べてみて、そんなに急には増えなくて安心するという体験を、繰り返していくわけです。ですから、認知を変えることによって行動が変わるということではなく、行動を変えることによって認知が変わるんです。「認知行動療法」ではなくて、「行動認知療法」という方が近いかなと思ったりしてました。

本来の問題への対応

そんな感じで、目標体重まで上げていくわけですが、目標体重まで行ってそこで

(113) 客観的には全量摂取が適切な時間内（原則として30分以内）でできること、主観的には食前の空腹感が出て、カロリーを上げても全量摂取できる自信があることを条件に、カロリーを二〇〇キロカロリーずつ上げていく。

ＯＫか、それでもう治療が終わりかというと、そうではない。まあ目標体重まで来たところで行動制限は終わるわけですけれども、その後に応用問題的な治療をする。たとえば食事はちょっと多めに出して、自分の感覚でちょうどいいと思うくらいの量を食べてもらうとか。それを自由摂取と言っているんですけど、それまで全部食べなければいけないという一心でとても無理して食べていたりすると、自由に食べてもいいということになると、食べる量が減って来て体重を減らしたりとか、そういうことがあったりするんです。

しかし自由摂取にしても適度に食べられて、体重を減らさないとなったら、それで一応は合格となります。その後、間食訓練と言って、一番食べたいと思った間食を適量食べてもらう。それまでの治療が身についていなかったら、ちゃんと間食が食べられなかったりとか、食事のほうが食べられなくなったりとかするわけなんです。まあ、間食もしながら体重も減らさないということが、そこそこできていれば、その次に、外食をさせていく、さらにその次は、外泊をさせると。そういうふうにだんだん実地訓練と言うか、退院後の予行演習のような訓練をやっていきます。そういう感じで行くんですけれども、まあその途中の段階で、いろいろ問題が出てくるわけですね。心理的な問題、行動的な問題が出てきて、それを捕まえて、そこのところを扱うというのが、醍醐味というかですね（笑）。

まとめ　応用問題的な治療

- 自由摂取…目標体重に達したところで、それまでよりもやや多めの食事を出し、その中からちょうどいいと思う量を摂取してもらう。
- 間食訓練…自由摂取の課題がクリアできたところで、自分がその日一番食べたいと思う品を適当と思う量、おいしく楽しく食べてもらう。
- 外食訓練…昼食時に外出させ、自分が食べたいと思うものを食べてもらう。
- 外泊訓練…自宅など自分が実際に暮らしている場所で短期間（数日）生活し、食事がちゃんとできるか、体重は減らないか、過食・排出行為などの問題はないか、家族との関係はうまくいくかなど確かめる。状況によっては長期間の外泊とすることもある。

そういう問題が出てくると、慣れてない先生や、問題回避的な先生だと、やっかいなことが起きたとか、なるべく蓋をしてしまうというような、そんな感じになったりします。でも、こういう治療をやってると、そういうのが出てくるのが何か、その人の問題点、本来の問題点が出てきて、そこを扱うことが治療の進展になると思って、まあ喜んで（笑）対応するのです。患者さんはしばしば、「なんでこんなことを問題にするのか」、「普通誰でもこのぐらいあるじゃないか」とか言って逃れようとしますけれども、「それは違うだろう」と。「これまであなたの人生の中で、同じようなことが何度も起きてなかっただろうか」、「そのことで本当は困っていたんじゃないか」とか、「あなたたちのそういうアレと一般の人たちのとは違うんだ」というような返し方をしたりとか、まあそういうふうなことをやっていました。

問題行動への対応

心療内科の場合は、最初に言いましたけれども、病棟に物理的な枠組みというのが全くないのでね。かと言って、枠組みがないと摂食障害の治療はできませんので、そういうふうに行動制限をはじめとした患者さんとの約束、契約ということを、枠組みにしてやっていくわけです。この枠組み、契約をちゃんと結ぶということは、結構熟練が要るわけで、ちゃんとした契約になってなかったりとか、そういうこともあります。まあ、できる限りのしっかりとした契約をしてもそこから逸脱しようという、そういうのはありますので、そこのところはちゃんとブロックして、それをやっていくみたいな、そういうような感じですね。

松木　ちょっとお尋ねしたいことがあります。たとえば行動の問題がある人で、もう治療をしたくないと、無断離院(114)をしたりする人がいますね。その辺をどの程度まで扱うかという点をお聞きしたいのが一つと、あと、中には自傷をしたりとか病棟内で盗みをするという人たちがいますね。病棟の他の人の食べ物を盗ったりとか。その辺の治療可能範囲はどうお考えなんでしょう。

というのはですね、一九八六年だったと思うけど、末松先生が何かの研究でロンドンに来られたときに、クリスプ(115)っていう、モズレイ病院の精神科病棟で摂食障害を治療している教授がいましたが、その病棟に見学に行ったことがあるんです。末松先生が行きたいと言われていて摂食障害病棟見学を予約されていました。クリスプはいませんでしたが、その病棟の婦長さんが話をしてくれたときに、「離院する患者がいたりすると思うけど、どうするのか」と聞いたら、「いや、入院したい人はいっぱいいるんだから、そんな人はもうそのまま、あとは追わない」みたいな（笑）ことを言っていたんです。

だけど、他に治療が必要な人は確かにいるかもしれないけど、離院することに摂

(114) 入院患者が何の断りもなく病院を離れること。

(115) Arthur Hamilton Crisp (1930-2006)：セント・ジョージ医科大学教授として摂食障害部門を立ち上げ、質の高い臨床サービスを提供したことで知られる。

食障害のあり方があるのだから、やっぱりそれは、連れ戻す、もう一回捕まえるという発想も必要なんだろうとは思うんですね。治療を拒否する統合失調症や躁病、アルコール嗜癖といった疾患の治療と同じように、真の治療を実践するという意味では。ただやっぱり治療構造のハード部分がそういう拒絶し離院を試みる患者をどこまで包み込めるのかというのがあるんで、そのあたりのところも含めてなんですけど。

瀧井　はい。離院に関してはですね、離院しても帰るところは、自宅なんですよね。それ以外の所に帰ったというのは、もうほとんど記憶にないぐらいですね。これは鹿児島大学の野添先生に教えていただいたんですけれども、そういうふうに逃げ帰ってもですね、ちゃんと親が連れて戻って来れば、それは悪いことじゃないんだと。そうすることによって、その親の覚悟というか、それまでは患者さんに振り回されてて、患者さんの言うなりだったのがですね、逃げ帰ってもちゃんと連れて来るという、その行為を親がすることによって、かえって、その後の経過が良くなるんだと。それが、逃げ帰ったときに、親が「ああ、可哀想」と思って、優しく家に迎え入れると、もうそれで治療が駄目になってしまうと。まあ、そういうことを教えてもらったんですけど、僕も基本そういうふうに思ってますし、逃げ帰った後の親や治療者の対応も含めて治療だと思うし、逃げ帰ったからと言って、治療がうまく行かなかったりだとか、そういうことは全然違うと思うんで、まあ、それでやって来ました。

だんだんこちらも上手にやるようになったせいか（笑）、患者さんの質が変わったのか、そんなにしょっちゅうは逃げ帰らなくなったんですけれども、中にはいて、そういう時、近頃は、そういうことに対する病院の非寛容さがとみに増していて、こちらに始末書を書かせたりですね（笑）。それは治療環境の問題ですけれども。

それから、何も摂食障害のことをわからないような、そういう管理ポストの医師に、すごく嫌味を、嫌味というかお叱りを受けたりとかですね。そういう嫌な思いをするというのが、まあ私が九大病院をやめるちょっと前ぐらいには、そういう圧力が強くなって、こういう面でも、治療をしにくくなったなという、そういう感じを持ちましたね、はい。

松木　それから他の問題行動として、売店で万引きしたりとか、他の患者のものを盗んだりすることがあるじゃないですか。それと、そういう他害とは方向は違いますが、自傷する人もいますね。その辺はどうなんですか。

瀧井　そうですね。自分の患者さんが万引きをしたのが明らかになった、もしくは疑われるような事態になったことは、比較的少なかったのですが、もしそういうことが起きた時はかなり積極的に対応していました。盗んだりとかそういったことに対しては、その、まず事実をしっかり確かめることですね。ちゃんとこちらが確かめていなかったら言い逃れますので。だからその売店に調べてもらってですね、その時間帯のレジの記録、レジペーパーとかそんなのも全部出してもらって、本当に患者さんが主張するようにお金を払っていたのか確かめたりしたこともありました（笑）。

ちょっと言い逃れられないような状態にして、その問題をどうするんだということを突きつけるというかですね。で、まあ、そうやって謝りに行かせたりとか、それからもちろん弁償とかそういうことをして、その、事を荒立てないのではなく、むしろ大げさにこちらが騒ぎ立てるという感じですかね。こんなことをするのは、これはもう決して許されることじゃなくて、というようなことを、態度で示していくという、まあそういうようなことですね、はい。万引きする人は自発的には罪悪感などほとんど持つことができないから、せめて見つけた時はしっかり対応しておくべきだと思って、そんなふうにやっていたんです。

一番困るのは、やっぱり自傷ですね。大した自傷はしないんですけれども（笑）。それをすると、管理の役目を担わなければならない看護師サイドなんかも困りますよね。まあ、そういうことをしかねないのがこの病気であるので、「そう大したことはやってないんだから、まあいいじゃないか」というのが、本音としてはあるんですけれども（笑）。でも、これは本当に、病棟の管理上そういうわけにも行かなくて、こちらの苦渋のところというのを患者さんにも感じてもらうというか、そういうところもあったような気がします。こちらとしてはあまり責めるあれはないんだけれども、だけどそういうことは、一般社会でも許されることじゃないし、こういうことがこれからもあるとすると治療が続けられなくなるし、こちらとしてもどう対応していいのか困るというか、そういった、「困ってるんだ」みたいなですね。

ちょっと上手く言えませんけれども（笑）何かそういう、基本的には信頼関係みたいなものが大事なんだと思うんです。自傷を一概に全否定するわけではないんだけど、でも、そうすると困るし、まあ治療も続けていけなくなるという現実はあるんだ、という、そういうのは伝えています。限界設定とかよく言われますけど、それはもちろん大切なことで、限界設定は伝えるんだけれど、それを患者さんを大切にする思いで包んだような。

松木　はい。ありがとうございます。さらに続けて、薬物と他のスタッフとの協働についてはいかがでしょうか。

瀧井　薬物はですね、何か患者さんがあんまり使いたがらないというのが基本的にありますし、あんまり基本的に効果があるとは思わないので、あまり使わないですね。ただ、ジプレキサ(116)ですよね。あれがちょっと何か柔らかくさせるのにいいみた

(116)　一般名：オランザピン。米国で最も多く使用されている非定型抗精神病薬のひとつ。

いに言われていて、強迫的な人に少量使っている程度です。下剤に関してはむしろ使わないというか、刺激性の下剤[117]は使わないで、使うとしたら便を柔らかくさせる薬というか、そういったものを使うぐらいのことです。

看護師さんとの関係が大事

それから他のスタッフとの協働ということですが、看護師以外の他の職種の人とは、まあ限定的な付き合い方ですね。栄養士さんは、摂食障害は栄養の問題じゃないと思うし、また患者さんが何か栄養の知識を悪用するというのがありますので（笑）。結局そういうのを使われてしまうみたいなマイナスも起きるかなぁと思って。それから心理士さん、まあこれは摂食障害の患者さんに限らないんですけれども、関わってる治療者同士で考えが一致してないと、患者さんは自分の都合のいい方に行きますので。そういう、別の考え方を持っているような人は治療に入れない、というふうにしています。心理士さんの場合は、若い女性の心理士さんに、たとえばロールシャッハ[118]とかＷＡＩＳ[119]とか、そういうふうな特殊な検査をしてもらうとか、若い患者さんで病棟にいることがちょっと辛いなというような人に対して、遊戯療法とか非言語的な療法をやってもらって、ちょっとお相手していただくとか、そういうふうな限定的な付き合いをしてます。若い女性の心理士さんというのは、

(117) 下剤には機能性下剤と刺激性下剤があり、前者は便の水分を増加させて排便を容易にさせる薬、後者は腸を刺激する薬である。後者は腸管運動を刺激する神経を障害し、「排便困難の増悪」⇄「下剤使用量の増加」の悪循環を生じるので、摂食障害患者に用いるのは望ましくない。

(118) ロールシャッハ・テスト。投影法に分類される性格検査の代表的な方法のひとつ。被験者にインクのしみを見せて何を想像するかを述べてもらい、その言語表現を分析することによって被験者の思考過程やその障害を推定するもの。スイスの精神科医ヘルマン・ロールシャッハによって一九二一年に考案された。

(119) ウェクスラー成人知能検査（Wechsler Adult Intelligence Scale）の略称。一九五五年に出版された、知能（ＩＱ）を測るための一般的な検査。

まだ一つの考え方に凝り固まっていない人という意味が大きいのですが。

それで、重要なのは看護師さんとの協力です。看護師さんが実際に患者さんのことを最も近くで看てるわけでして、一番患者さんのことで困ってるのは看護師さんです。だから、看護師さんとの協力関係というのはすごく大事で、看護師さんたちが何か困ったり悩んだりしているなと思ったら、すぐ「何かないですか？」というようなことを聞いてですね、そういうことを出してもらって、「今後どういうふうに治療しましょうかね？」というような話し合いをするようにしています。僕らはミニカンファと言うんですけど、まあ二〇〜三〇分ぐらいですね、そこにいるナースたちとドクターがナースステーションのテーブルを囲んで、ちょっと「この人の今の問題点はどうでしょうかね」というような、そういうことを聞いて出してもらって、それに対してどうしましょうかねと。「こちらはこういうふうな考えで、今こういうふうに治療してますけれど、何か意見ないですか？」みたいに投げかけて、一緒に方向性を考えていく、みたいなのをよくやりました。そこは、結構うまく行ってたと思っています。

松木　それで先生に一つお伺いしたいんですが、それは治療の流れをどう進めるかについてです。ケースによって流れの進め方って違いがあると思うんです。先生が想定されている治療の流れの中で、患者の「実力」という表現をされてるところがあって、「まだ患者に実力がついてないから、ちょっと先に進むのをもう少し待とう」とかですね。非常に面白い発想だと思うんですけど、その辺のことを少し聞かせていただけますか？

患者の「実力」に見合った目標を立てる

瀧井　はい、摂食障害の患者さんの、何と言いますか、治療をする部分として、一つは摂食障害の症状というのがあると思うんですけれども、それ以外にその人が持ってる全般的な力というか、人生を生きていく基礎的な力と言ってもいいのかな、そういうのがあって、治療をしていく時に、この両方を見ていかないといけないんじゃないかなと、そういうふうに思うんですね。摂食障害の成因の一つとして、この「実力」のなさがあると考えますが、実力のない人ほど摂食障害として重症となるし、治療困難にもなると思うのです。摂食障害の治療として、摂食障害の症状、たとえば病的な問題行動、認知、身体面などがターゲットとなることが多いのですが、この実力というものも考慮に入れなければ、とくに重症の患者さんの場合、効果的な治療になりにくいのではないかと思うのです。

ちょっとたとえ話をしますと、たとえばスポーツの上達の重要な要素としてその競技の技術と基礎体力というものがあって、その練習なんかで、こう技術的なもの

まとめ　実力
その人の深い意味での心理的成長の度合いを表す。そもそも摂食障害にならなければならなかったのはこの「実力」が不足していたからとも言える。

を培っていくようなそういう練習もありますし、基礎体力をつけるという側面もあるわけです。技術面の向上に焦点が当たりがちですけど、基礎体力がなかったら、技術の練習もあまりできず、上達も限られてくると思うんですね。だから、この両方が補いあって、何かこう練習が進んでいくと思うんですけれども、この摂食障害の治療というのも、生きていく実力が非常に乏しい人の場合、これを育てていくことに特に配慮しなければならないと思います。これが育たないと、いくら症状のほうの治療をしても、その改善はなかなか進まなかったり、一見進んだように見えても本当には身についたものでなく、すぐ逆戻りしたりするわけですね。

で、この実力のほうは、人間として非常に基本的なところの力ですので、そう簡単に、短期間には身についていかないわけです。治療期間、たとえば半年入院させてるとしても、半年というのは一般的に長いと言われるかも知れないですけれども、その人の人間としての成長という面からすれば、まあ限られた時間ですよね。だから、実力が非常に乏しい人の場合は、それに見合った治療というのも限られており、入院の間にすることっていうのも限定されて来ると思うので、あまり多くのものは求めちゃいけない。だから、こういった実力で可能なそういう治療をして、そこいらぐらいで、いったん外来に戻す。そして、外来にいる間に、こう実力を蓄えていく。で、実力が少しアップすれば、またそういう実力に見合った課題も生まれてきて、次の入院治療でその課題をやっていこうというような、そういうイメージですね。

その実力というのに関連づけて考えているのは、精神分析の言葉に、快感原則と現実原則[120]というのがありますけれども、快感原則だけで生きているような人というのは、そういうような生きていく上での実力が低いのかなと。先生方の前で、精神分析の言葉を私が説明するのもおかしいんですが、快感原則というのは、快か不快かでその人がどういう行動をするのかということが決まってしまう。一方、現実原則は、現実を受け入れ、受け入れた現実に合った行動ができるようになっていることだと思うのですが。まあ、大人になっていくということは、子どもの時の快感原則ばかりの状態から現実原則の部分も出来上がっていくことであって、思春期というのはそういう現実原則が育っていくべき時期でして、摂食障害になるような人というのは、それが非常に困難であって、そこでまあ挫折してしまった。

実力がないというのは、もともと現実原則を受け入れるのに大きな困難があったということでもあるし、逆に、現実原則を持たないがゆえに大人として生きていく力がなく成長もないと言えるのではないかと思われ、実力のなさというのは、そういう快感原則の状態で留まってることと、結構オーバーラップしてる部分があるんじゃないかなと思っています。摂食障害に限らず大人として非常に適応して生きて

(120) フロイトが『精神現象の二原則に関する定式』(一九一一)において仮定した精神機能を支配する二つの基本原則。生後間もない乳児は、快感原則に支配され全能感を抱いている。欲動の即時的・直接的充足が得られない場合には、それに伴う不快を表現(泣く、手足をばたばたする)し、母親によるその直接の即時的満足を求めるが、欲動を直接的・即時的に充足させることのできない現実に適応して生存を続けるためには、この不快に耐え、欲動の充足を延期し、時にはその充足を断念し、時にはそれを迂回的な方法によって充たす術を学ばねばならない。この自我の発達とともに、徐々に全能感を失い、現実的になってゆく(『精神分析事典』より)。

いきにくい人は、快感原則の状態で留まっている人が多いのではないでしょうか。一番根本的なところでこころの成長がなされていないことであり、育てなおしが必要であり、そのためにはこころを成長させるような培地のような中に入れて、適切な刺激を与えながら、時間をかけて育てていく必要があるのではないかと思われます。

鈴木　先生にお尋ねしたいんですけど、先生のご著書を拝見すると、鼻注だとかＩＶＨ(121)だとか、そういうのをするんだというようなことが書いてあったと思うんですけれども、そこら辺の受け入れ具合というのはどんなでしょうか。

瀧井　ＩＶＨはほとんどしないですね。これは本当にまあ身体的に非常に状況が悪いような人で、そういった時に内科的な危機の状態のときに限られておりますけれども、鼻注というのは、わりとよく用いるんです。

鈴木　そういうのを患者さんが受け入れるかどうかという問題ですね。私なんかが提案すると、まあ提案の仕方が下手なのかも知れないんですけれども、十中八九駄目なんです。

瀧井　ああ、それは最初は、もう十中八九というか十中十（笑）嫌がりますけどね。だけど、その鼻注がいいもんなんだということを、こちらはもう確信してますので（笑）。だから、何で嫌がるかというと結局、本当は食べたいのに、体重を増やした

(121) intravenous hyperalimentation（静脈内高カロリー輸液）：長期間経口栄養摂取ができないとき体の中心部の太い静脈に注入して用いる。末梢の静脈からに比べ、高カロリーで栄養分豊富な液を注入することができる。

くないから食べないわけですよね。でも鼻注をされると、食べてもないのに体重が増えていくという、最も嫌なことが生じるわけですから。だからその嫌がるのは当然なんですよね。患者さんはそういうことはあんまり言いません。格好が悪いとか、屈辱的だとか、口から食べられるのにそんなことをするのは理屈が合わないとか、そういうふうなことを言うわけなんです。

でも現実に、その鼻注に至るまでに、自分のやせ果てた身体を維持できるだけの栄養さえ自分の口から摂れてない、猶予期間を何度も与えたがだめだったという、そういう現実がありますからね。だから、それは「実際摂れてないじゃないか」と。「自分の体の維持に必要な栄養が自分の口から摂れるようになったらやめます」「でも、それまでは、今は本当に危ない状態だから、それを使います」と。「あなたがちゃんと食べられるようになったら、いつでもやめますので。こちらもそんな面倒くさいことをしたくないんでね。食べてくれるほうがよっぽどいいからね。」そういうふうに言います。

松木　じゃあ、鈴木先生どうぞ。

やせている体をどう手放すか

鈴木　あの、私は瀧井先生みたいに明確な治療、何キロ増えたらどうするというようなことではなくてやっているので、逆に患者さんにとっても、よくわからない、何をやってるのかよくわからないというふうなことを言われたりもするんですけれども、治療のターゲットというのは、パーソナリティが、この人のあり方がどう変わるかというところだと思っています。病気に支配されている、摂食障害という病態に支配されている状態だというふうに思うので、この支配されている状態から、本人が本来の「どうしたいのか」という部分で生きられるようになっていく、ということをお手伝いするというのが、治療の方向性です。ただ、それは非常に漠然としてて、理解してもらうのは難しいようにも思うんですけれども。

私が経験した限りでは、何キロって提示してしまうと、そこまでで患者さんは止まってしまうんですね。体重自体も。そして、そこで維持できるようにしてしまうために、こころの中に目が向かなくなってしまうということが多いように思うので、体重は私の場合は提示しないで、ともかく「あなたが、自由に生きられるように、あなた自身の気持ちというのが、どんなところにあるのかというのがわかるように

＊治療目標の明確化
①ふつうにある自分を認め，受け入れる
（**自己愛的理想的自己**の放棄）
②やせに走る気持ちを断念する
（**行動・行為による防衛**の放棄）
③**抑うつ不安**を受け入れ・持ちこたえる
＊病態のサイクルを知った（知らせた）上での対応

図18　治療目標

なるということが治療の目標だね」と、「なぜこんな身体でいるのかというところを一緒に考えていくということが治療の目標ですね」、ということでやっています。瀧井先生がおっしゃられるように、やせている身体をどう手放すか、なぜ手放せないかということに直面していくことだと思うんですね。

今、外来と入院とという形でしているのですけど、精神科の場合は精神保健福祉法にかなり縛られていて、医療保護入院(122)という形にすると、患者さん自身は「勝手に入れられた」というふうに思ってしまうために、治療にならないので、任意入院という入院にすることが多いんです。任意入院(123)で閉鎖に入ってもらうということのまずは関門があるということです。

それと、ともかく任意ですから、開放にしても閉鎖にしても、瀧井先生と同じようにやっぱり治療契約という形で約束事をしっかりします。この約束が守れない場合は、もう一回治療をどうするのか考え直す時間を作りましょうということをお伝えして、まずは約束をしっかりします。

構造としては、その閉鎖か開放かという選択をしてもらうわけですが、基本的にはこちらがその病態によって開放でやれそうだと思ってみたり、閉鎖が必要だと思ってみたり、その病態あるいは治療目標に沿って検討して提案をします。食事は私は段階的に上げていくのではなくて、これは松木先生と一緒にお仕事をしてたとき

(122) 精神保健福祉法に基づき、精神保健指定医の診察の結果、医療あるいは保護の観点から必要性があると判断された場合、本人の同意がなくとも、保護者の同意で入院させること。

(123) 精神保健及び精神障害者福祉に関する法律第二二条の三に定められている精神障害者の入院形態の一つで、患者の任意意志によって成立する入院のこと。

に教えていただいたんですけれども、最初から普通の食事を普通に食べていただくということをします[124]。

瀧井　普通に食べるというのは、普通食を出すわけですね。

松木　はい、食べないですけどね（笑）。

鈴木　食べないです（笑）。それともう一つ、みんなと一緒に食べていただく。こ

（124）図20および225頁を参照。

「食べることの問題で入院加療を希望される方へ」

当院では，食べることの問題は，こころの葛藤や傷つきが根底にある上に，嗜癖的（特定のものや行為に依存して手放せなくなっている状態）にもなっている病態と考えて治療にあたっています。治療は，心理的なかかわりを行うとともに，以下のような行動の枠組みを守っていただくことをお願いしています。

①食事は他の方と同じ内容・カロリーのものを１時間以内に食堂で食べていただきます。会話をしながら食べられるようになることが望ましいことです。食後30分はそのまま食堂で過ごしてください。食物の逆流を防ぎ，適切に胃内で消化されるためです。

②体重測定は，週に１回行います。それ以外の体重測定は禁止します。

③おやつは，原則として三食の食事を適切に食べたときのみとします。おやつの量や種類は，個別に看護師と決めた範囲内にします。水分の摂取は１日に1.5リットルとします。

④生命危機を脱している場合は，病棟活動や定期的な治療活動に必ず参加してください。心理面接は，心理検査後に相談の上で行います。面接・治療活動と外出・外泊が重ならないようにしましょう。

⑤外出や外泊は，個々の状況に応じて行っていきます。原則として，入院して１週間から10日程度は病棟で過ごしてください。月のうち６泊７日までは，外泊可能です。それ以上になる場合は，いったん退院していただくこともあります。

⑥薬は処方されたとおりに服用してください。食べることの葛藤から来る衝動を抑える薬を主として処方します。緩下剤は，種類によっては腸の働きを鈍くしてしまうこともありますので，排便状況やお腹の張り具合，腸の働きの程度に依り適宜処方します。

⑦運動は，体力低下を来し無理なダイエットのあり方を助長しますので，禁止とします。

⑧血液検査や尿検査，心電図，Ｘ線，頭部ＣＴの諸検査を行い，身体状況を把握，改善に努めます。身体危機のときは，点滴や経管栄養も行います。

⑨他の患者さんのものを盗ったり，禁止されているものを持ち込んだり，飲酒をしたりしたときには，退院していただくこともあります。未成年者の喫煙は禁止です。病棟規則・看護師との約束を守ってください。信頼できる関係を築くためにも，嘘のない生活をしていくことが求められます。

⑩自傷や他者を傷つける行為をしたときには，その状況に応じた対処をいたします。器物破損に関しては，弁償していただきます。暴力的な行為はいかなる理由であっても禁止します。行動ではなく言葉で，自分の気持ちを表現していくことが求められます。

図19　治療契約の例（鈴木が実際に使用しているもの）

れが結構患者さんたちは嫌がるんですね、自分一人で食べたい、ベッドの横で食べたい、みんなに迷惑をかけるから一人がいい、とかおっしゃられるんですけれども、普通食を普通にみんなと一緒に食べていただく、ということを約束として提示します。そして、その食べる時間も、瀧井先生は三〇分ぐらいと書かれていたかと思うんですけれども、私は大体一時間向き合ってもらいます。

瀧井　一時間以上ですか。

鈴木　いや一時間までです。それ以上になると、衛生上片付けなければいけませんし、やっぱりダラダラ食いになってしまうので。もう食べるのがご飯粒一粒ずつですからね。だから一時間は食べ物と向き合っていただくというふうなお約束をします。で、食べ終わった後は、吐くのを防ぐために、少なくとも三〇分はデイルームに、食堂にいてくださいという形で提示して、それがちゃんと守れるかどうかというところを見ていきます。ただベテランになって来ると（笑）二時間も三時間も経っても吐けたりするので、どこまでそれが抑止力になるのかわかりませんけれども。大概はまあ、こっそり自分の食事を目の前の患者さんのお皿にポッと入れてみたりとか、あるいはポケットにちょっと入れてみたりとかするんですね。あとは、食事の後三〇分いなきゃいけないんですけれども、「トイレに行きたいです、漏れそうです」みたいな感じでトイレに立つとか、そういうことをしますね、みなさん。け

- やせる／低体重維持のためのあらゆる行動を止める
  入院管理の徹底, 親教育, 一人暮らしの中止, 料理／運動／下剤の禁止, 嘔吐・棄食の監視
- 普通の食生活パターンを維持させる
  管理下で普通カロリーの皆と同じものを一緒に食べる
- 過食へ移行
  誘発嘔吐をやめる指示, 食事をとるなら間食は妨げない
- 過食をとめない。つまりは太るにまかせる
  (衝動行為や後戻りに注意しつつ)治療構造を堅持する
  心的葛藤や不安, 抑うつを扱う面接の再構造化を怠らない

図20　治療構造（枠組み）についての要点

れど、やっぱりそういうことをしている間は、「あなたのことは信用できない、あなたの摂食障害という病気の部分は信用できないんだ」とお伝えして、その上で「なんでそんなことをするんだろう」と、その場その場でお話をしていくということをします。

もうひとつ、ある一定の期間を過ぎたらば、他の人との交流を持っていただくために、ＯＴ活動[125]であるとか、あるいはグループ療法[126]であるとかに参加していただくことを、お約束として最初に提示します。あと、ご家族と、と言っても大概はお母さんですけれども、定期的にお会いするようなことをしています。

そうやって進めて行きますが、点滴とか鼻注とかを基本的には本当に危ないなと思うときにしていきます。ですから入院直後は、逆に体重が減っちゃったりすることが多いですね。おやつは基本的に禁止していますし、今まで好きなものだけちょっと食べてた人も、病院の普通食しか提供されませんから、好きなものを摂取する自由が許されないので。おやつは、出てきた三食の食事がちゃんと食べられるようになってから許可しましょうということにしています。その間食も担当看護師さんについていただいて、本人と話し合いをしながら、チョコレートを二つとか、飴を三つとか、過食にならない範囲で決めて食べてもらうようにしています。そういう意味ではかなり行動療法的なやり方です。でも、それをやってる時に、本人が逸脱

(125) 作業療法（Occupational Therapy）活動の略称。作業療法士が中心となり、医師や看護師とも協力しながら、さまざまな活動を通して患者の精神的・社会的回復を図っていく。

(126) 同じ病気で苦しむ人が集まり、医師・看護師・臨床心理士などを中心にそれぞれの悩みを率直に話し、聞く会。

- 家族は治療の協力者であり，家族との連携は必須
- こころの問題であることを共有する
- 症状や経過についての教育的介入
- 具体的対応を伝え，情緒的支持を提供する
- 信頼関係の維持をこころがける
- 父親の参加を促す（健康な三者関係）

図21　家族との協働

行動をするのですが、そこの部分には必ず、なんでそれをしちゃうのかというところをいつも直面化していくようにします。

薬物の効果

あと、薬の使用なんですけれども、基本的には瀧井先生と同感で、薬自体は効かない、効果はないだろうというふうに思うんですが、過食の方の過食衝動は突き上げてくるようなすさまじいものなので、その衝動をコントロールするという意味で、デパケン(127)の液剤を使ってみたりします。

瀧井　ああ、それは効きますか。

鈴木　デパケンの液剤は多少効果がありますね。それと、漢方薬で「抑肝散」というのがあるんですね。「赤ちゃん夜泣きで困ったな」の薬なんですけど。わりと効きますので、そういうのを使ったりします。

瀧井　どんなふうに使うんですか、一日三回ですか。

鈴木　三回で出すこともありますし、その人の衝動の具合によって、頓服的に飲んでいただくこともあります。

瀧井　ああ、その時に飲んで……

鈴木　一日一回ぐらいどこかで飲んでいただいていて、そして、衝動がひどい時に

(127)　一般名：バルプロ酸ナトリウム

も飲んでもらう。デパケンの液剤のほうがそういう衝動的になった時に飲むには、効きが早いですけれど。マイナートランキライザー(128)は、依存を起こしてしまうことが多いので……

瀧井　効かないですもんね。

鈴木　ええ効かないです。ですので、必要なときにはメジャー(129)を使います。

瀧井　うんうんうん。

鈴木　ただ、私はジプレキサとかセロクエル(130)とかを使ったことありますけれども、あんまり効きが……（笑）瀧井先生はジプレキサは効果があるってさっきおっしゃっていましたけど。

瀧井　いや、実はそんなに使ってないんです。自分で効果をそれほど実感しているわけではありません。すいません。

鈴木　何か今一つ、というか、むしろあれも食欲増進の副作用があるので、その情報だけで患者さんたちも嫌がられますし、本人の食べたい欲求というのが、むしろ高まってしまって苦しくなっちゃうところがあるのかな、というふうに思うので、むしろ、もっと鎮静系のセレネース(131)だとかのブチロフェノン系や、リスパダール(132)を使うことが多いですね。セロトニン(133)が摂食障害の患者さんの状態にどれくらい関係してるかわかりませんけれども、ドパミン(134)のアンタゴニスト(135)のエビリファイ(136)の液、

(128) 抗不安薬

(129) 抗精神病薬

(130) 一般名：クエチアピンフマル酸塩

(131) 一般名：ハロペリドール

(132) 一般名：リスペリドン

(133) 中枢神経系の伝達物質の一つ。情緒・運動などに関与すると考えられている。

(134) 中枢神経系の伝達物質の一つ。意欲・集中力に関与すると考えられている。

これは錠剤はあんまり効かないんですけど、液剤のほうは時々処方しますね。不眠については、いわゆる睡眠導入剤を使うのではなくて、メジャー系のもの、フェノチアジン系の薬[137]——ヒルナミン[138]とかコントミン[139]とか——を飲んで寝ていただくようにしています。

松木　睡眠導入剤は効かないですね。摂食障害に限らず、そもそも精神興奮[140]の強い人たちには全然効かないですもんね。

瀧井　大変勉強になりました。これまで何となく実感していたことに保証を与えてもらったようで、スッキリしました。

他のスタッフとの協力

鈴木　瀧井先生と同意見で、私も看護師さんとの関係というのが非常に大事だと思っています。看護師さんが普段お世話をしてくれるわけですし、母親的な役割をものすごく発揮してくれるので、看護師さんにどれだけ機能的に動いてもらうか、というのが大事だと思っています。ですので、看護師さんにこの病気の病理をどう理解してもらうかがカギとなります。どうしても、患者さんのごまかしや枠崩しに巻き込まれてしまうのですが、それをどう活かしていくかをカンファレンスで取り上げたり、日々ディスカッションしていくように努めてはいます。今の病院は、思春

(135)　拮抗薬
(136)　一般名：アリピプラゾール
(137)　抗精神病薬の一系統
(138)　一般名：レボメプロマジン
(139)　一般名：クロルプロマジン
(140)　ここでいう精神興奮は外見に現れる興奮状態ではなく、精神内部に強烈な衝迫、葛藤、混乱が生じている状態を指している。

期のお子さんをお持ちの看護師さんが多いので、興味を持って看てくれているので助かっています。

私は、ある程度身体的にも落ち着いていらっしゃる方の場合は、同じ考えを持った心理士さんに心理面接をお願いしています。心理士さんにも、できるだけ回数多く会ってちょうだいということを言っています。分析をする心理士さんは、構造化した面接でないと面接とは言えない、たとえば週に一回とか、ちゃんと座って五〇分お話しないと駄目です、みたいなことを言われる方がいますが、摂食障害の方との面接治療をするときは二〇分でも三〇分でもいいから、患者さん自身のこころの状態について向き合う時間が大切ですし、ウソやごまかしがなされないようにするためにも、回数が多いほうがいいとお願いをしています。まあ、患者さんによっては言葉にできない方もいらっしゃって、そういう方には箱庭やコラージュをしながら、それを題材にこころの中をみて話してもらうような工夫をお願いしています。

あとは、OTさん[141]、作業療法士さんにも私はお願いをしています。作業療法では、陶芸は結構いいように思います。私が研修したフランスの病院で、自分でやったんですけれども、あの感触が、土というか粘土の感触というのが、一生懸命やっているうちに硬い粘土が徐々に柔らかくなってくるという、そしてそれから作品ができる体験というのは、皮膚感覚を刺激して非常に本人たちもいいみたいです。西園先

(141) 作業療法士（occupational therapist）の略称。

生は、粘土細工はおっぱいの感触で、乳幼児期への退行を促すとおっしゃっていました。ジャメ先生のところでは、出来上がった作品も、いわゆるお皿だとかコップとかばっかりじゃなくて、ものすごく象徴的なもの、母親と子どものオブジェだったりとか、あるいはお腹の中に胎児がいるようなオブジェだったりとか、そういうのを作っている方がいらっしゃいました。もっとも、作品がお皿でもコップでも、それを作る動機、誰用のものかとか、彩色していればその色を選んだ理由とかを尋ねていくことによって、こころのあり方が見えてきますから、そういうものを素材として、話が展開できると思いますので、お奨めしたりしています。

あるいは、内的な攻撃性というのがあるので、それをどう出していくのか、身体に出さずに別に出せる方法はないのか、というところで、ＯＴの先生にお願いをして、皮細工とかちぎり絵とかをしてもらうこともあります。皮細工というのは、ものすごく叩きますので、それをやりながら自分の中に何があるのかというのを同時に見て行くことをお願いしていますね。

生命維持のためのぎりぎりの線を見きわめる

それで、まあ、栄養士さんはどうなんでしょう。食事に関しては、私が普通の食事を提案しますので、それについて本人は不満なわけですよね。一六〇〇とか一八〇〇キロカロリーとかですから、それはとても食べられないと言って、一口も手をつけられない方も出てくるわけです。そうした時には、栄養士さんが本人と話をして、バランスのいい食事をどれくらい食べられるのかという付き合わせをしてもらうようにしています。本人さんが食べられる範囲というのはどれくらいなのか、というところの話し合いをして、もちろん私も入りますが、彼女たちは「それは無理だ」とおっしゃって、すごく低いカロリーを必ず言うので、そこでのやりとりを延々するんですね。延々していって、ギリギリのところがどれくらいか、まあ大体一二〇〇ぐらいに落ち着くことが多いように思いますが、その延々としたやりとりに、栄養士さんに入ってもらっています。栄養の専門家として許せる範囲を示してもらうことで、彼女たちはしぶしぶながら表面的には納得してくれます。

最初に一八〇〇キロカロリーなり一六〇〇キロカロリーなりの食事を提案して、それを出して食べられないということがしばらく続いて、だんだんやせてくるわけですよね。そうすると、このままじゃどうしようもないよね、という話になって、入院したのにもかかわらずやせていってるという事実、これをあなたはどう考えるか、という話の中で、点滴なり鼻注なりを提案するわけです。でも鼻注は十中八九駄目なんです。で、駄目だったら、じゃああなたはどうするか、「じゃあ自分で食べます」とおっしゃるわけです。食べるんだったら、どれくらいが食べられるのか、でも実際は食べてないじゃないか、というやりとりを繰り返していって、一二〇〇ぐらいの基礎代謝量(142)の部分で、何とか手を打って、そこで食事を出してもらうということをします。そのときに栄養士さんに、同じカロリー数でも、低タンパクにならないような食事の工夫をお願いしたりする。栄養士さんが患者さんと直接話すこともありますけど、むしろ、本人のバランスのいい状態になるような食事の提供をどうにかならないか、というようなお願いを私がするといったことで、関わってもらっています。大学病院のときは、そういう個別に応じた形のことができなかったので、栄養士さんに入ってもらうことはほとんどなかったんですけれども、今は個人病院なので、そこら辺は少し融通を利かせてもらっています。

先ほど瀧井先生が実力というお話をされていましたが、こちらは、これだけのものが普通は必要ですよ、という話をしても、患者さんはなかなかそれを受け入れられない。で、ぎりぎりのところがどうなのかって付き合わせをしていくというのは、ある意味本人の実力というか、本人が受け入れられるところの話し合いをすることは、しかたないですが必要だと私も思います。それは、本人が受け入れられる心理状態がどの程度なのかということを把握するっていうことでしょうし、頭でわかっていてもこころがわからない、それをわかるようになるために、どうすればいいのかという工夫のひとつだと思いますし、何度も何度も話し合いをしていくことしか

(142) 何もせずじっとしていても、生命活動を維持するために生体で自動的に行われている活動で必要なエネルギーのこと。相当するエネルギー量（熱量）は、成長期が終了して代謝が安定した一般成人で、一日に女性で約一二〇〇、男性で約一五〇〇キロカロリーとされている。

ないように思います。ともかく、いま患者さん本人が抱えている緊急の問題に直面してもらうということが、私の治療のやり方です。

瀧井　あの、最初、普通にご飯を出されて、それを最初は食べないので、むしろやせていくわけですね。

鈴木　はい。

瀧井　そこんとこで、先生が患者さんと話し合って、じゃあまあ最低限の一二〇〇は食べようかなぁとか、あのそれは……

鈴木　それは提案次第でしょうが、最初は、断固「一八〇〇のこの普通食を食べてください、それが必要です」ということをずっと言い続けて、それでもどうしようもない状態だと判断したときには、折り合いをつけないといけなくなるんですけれども。

瀧井　はい、ずっと。で、そういうやりとりというか、食事量をだんだん患者さんに増やさせていくわけですよね。

鈴木　はい、本人が食べなかった頃から比べればもちろん増やすことになります。

瀧井　食べられなかった分を増やさせていくために先生が対応されるという部分が結構大きいですよね、そこのところがね。

鈴木　そうですね。ただ、明確に何キロ増えたら、どれくらいのカロリーの食事というわけではないので。

瀧井　うん、うん、はい。

鈴木　こちらの勘なので、この人は一二〇〇かも知れないし、この人は一四〇〇のところで手を打たなきゃいけないし、やっぱり一六〇〇、一八〇〇必要ですよということを押さないといけない人がいたりとかですね。患者さんそれぞれによっても違うのです。

瀧井　うん、やっぱりそこのところで、だいぶ技術的なものというか、患者さんのことが見えてないと、そういうのはできないし、そこのやりとりというのが結構重要なのかなという感じがするんですけれども。そうなんですよね。

鈴木　ぎりぎり、この方の生命維持をするのにはぎりぎりどうなのか、というところの線を見極めないといけないと思っています。命を落としてしまいますから。

瀧井　うん、うん。

鈴木　待って待って、待つわけですよね、食べられるようになるまで。でも食べないんですよね。で、どんどん本当にやせていくし、心臓が止まりそうになるという状況が起こって来る。そのぎりぎりの時にどうするかという、そこですね。もう本当にそうなった時には、本人が嫌がろうが何しようが「鼻注するよ」と言って鼻注をします。でも本当にぎりぎりの時って患者さんは鼻注を受け入れるんですよね。

- 治療**目標**の明確化：治癒とは何か
  （発症前のあり方に戻ることではない）
- 治療の**展望を見通した**マネージメント
  （生命危機・病的行動・自傷・情緒攪乱の激しいときはマネージメントが優先）
  常に**身体管理**が必要
- 治療の**枠組み**の設定
- **A-Tスプリット**

図22　治療過程――治療としてどうかかわるか？

仕方なしにという態度ですけれど。おそらく本人もきついんだと思うんですね、体力的に。で、ちょっと良くなってくると自分で管を抜くんですよ。困ったことに。

瀧井　うんうん。

鈴木　自分で抜かれてしまうと、危ないんですよね。完全に抜いて液を捨てちゃう分にはまだ危険は少ないですけど、中途半端に抜けた状態で液が入っていくと、誤嚥性の肺炎(143)を起こすという危険が生じてしまいますので。なので、私は本当にぎりぎりの時に鼻注をするようにしています。

こころの問題を問い続ける

瀧井　その、食事をだんだん増やさせていくという、そういうことをやってる過程というのは、先生が本来扱いたいのはこころだと思うんですけれども、そういったこころを扱うということと、どういうふうに結びついてるのでしょう。

鈴木　直面してもらうことだと思っています。なんで、こんなにやせてなきゃいけないんでしょうね、というところで。

瀧井　うんうん。

鈴木　やせていることで何かあなたは訴えたいことがあるんだろう、何か伝えたいんだろうっていう姿勢でお話を聞いています。もちろんやせているメリットもある

(143) 細菌が唾液や胃液と共に肺に流れ込んで生じる肺炎。

わけですから、そのメリットとデメリットの両方を聞くようにします。最初はメリットだけを本人さんはおっしゃられたり、逆に、デメリットしかないんだというようなこと、やせてて、動けなくなるし、みんなから「食べろ食べろ」って言われて嫌なんだとかって、デメリットばっかり言われたり、どちらか一方のみを言われますけど。必ず両方を聞くようにします。食べないということの事実、現実を見ながら、「これはどういうことなのよ」と、何でこういう現象が起こってしまうのかを考えましょうと問い続けます。しつこいって言われますけど。

瀧井　普通から言うと、食べないというのは、ちょっと困った事態だということですけれども、先生の治療の中では、食べないということが、その治療の大事な、何と言いますか……

鈴木　その背景には、こころの問題があるんでしょう、それを一緒に考えましょう、って。

瀧井　はい、それを引き出して来るために大事なことなんですね。

鈴木　そうですね、素材になります。もちろん食べてくれないと困りますが。

瀧井　あの、九大の枠組みからすると、こちらが熟練してくればですが、食事を食べさせる苦労ってほとんどないんです。もう食べるようになるからですね。何もないというとあれでしょうけど、僕はあまり苦労したことないんですよね。食べなか

- やせを維持する行動・行為を徹底して止める
- 家族に協力してもらい**行動機制**をする
- 行動機制できないときには入院も考慮
- やせることでの**メリット・デメリット**の話し合い
- **どうなりたいのか**の話し合い
- **治りたい自分・治ることを恐れる自分**の理解

図23　やせの希求への対応

ったら本人が困る、本人が嫌な思いをするだけだし、鼻注もされるし、いつまで経っても。だからそんなに困らないというか。治療の枠組みをしっかり患者さんに伝えておれば、治療の枠組みが食べさせてくれる。もちろん抵抗はあるのですが、こちらの感覚とすれば、ちょっと対応すれば何とかなる。

鈴木　そうなんですね⁉

瀧井　比較的な問題かも知れないですけどね。

鈴木　先生のご著書の中に、「カロリーが下げられると本人のプライドが貶められた感じがして、本人も嫌がるんだ」[144]ということを書いておられたと思うんですが、私が経験した患者さんたちは逆に「ああ下がった下がった」って喜んじゃう人が結構多いんですね。むやみに下げるということを言っちゃいけないと私は思ってたんですが。

瀧井　うん、その、体重が増えないとどうしようもないような治療の枠組みがあると、摂食障害の患者さんは、その枠組みの中で評価されることを良いことだと考えます。そういう中で、カロリーアップされる、行動制限が少しでも解除されるというふうに、治療のスケジュールが進むということは、評価されていることだと思うから、彼女たちにとってとっても大切なことなのですね。何かこう、この人たちのその本質的なところとして、外からの評価ということを非常に気にするんですよね。

(144)「行動制限を用いた認知行動療法」においては、「全量摂取できないならカロリーを減らしましょうか」という提案をしただけで、それを避けようとして、全量摂取できるようになることも少なくない。

だから、そういう枠組みの中では、カロリーが下がるということは、評価が下がった、劣等生になったということなので、それはもう「いやだ」ということになるんだと思います。

鈴木　入院で見ていると、たとえば、食べられるんだけれども外に出て人と接することが怖いということで、なかなか退院できないでいる方がいらっしゃいます。その方は、食べられるようになって、自分が普通の身体になって、ちょっと太ったりするという状況の中で、みんなが「普通になった、普通になった」って言って喜んで、もう摂食障害じゃなくなった、という目で見ている。それがとっても嫌なんだとおっしゃられます。そういうのを見ていますと、やっぱりこの人たちの問題は食べることではなくて、どう社会の中で受け入れられていくのかという、そういう怖さみたいなものなのだろうと思いますね。もちろん身体で表現していますから、身体を扱わなければいけませんけれども、でも、むしろその状態というか奥にある本人のこころの問題に、どうこちらがアクセスしていくかが大事なのだろうと私自身は思っています。

瀧井　そういうことは、私は同感なんです。ちょっとそのやり方が違ってて、でもそういうふうな、何が大事なのかっていうことは、すごく共通してるような感じがします。治療の枠組みが違っていて、そこで出てくる患者さんの問題点というのは、具体的には多少違っているかもしれないですけど、そこで出てきたものを捕まえて本質的なところへ向かっていくというような点は共通しているのではないでしょうか。

私も「食べる、食べない」はそんなに深い問題ではないと思っています。「食べることは当たり前のことだから、食べなさい」ということであって、「食べる、食べない」のやりとりにはあまりエネルギーは使いたくない。それよりもむしろ、こういう治療の枠組みの中で、たとえば、カロリーを下げられたらそれが自分の存在価値を揺るがされるほどに感じて、なんとかしてそれを回避しようとする、そういうことの方に関心を持ちます。そっちの方が摂食障害の本質により近いように思いますし、そういうこころの部分への介入が治療上重要だと思うのです。

「苦痛な状況から脱するために食べる」という発想についていけるか

松木　食べなかったり低栄養のままでいる状態に止まったら、制限が厳しいままだから、患者本人が苦痛な状態にいつづけることになるので、より自由を得るために、食べることにするっていう流れがあるということなんですね。

瀧井　はい。

松木　その発想についていけるっていう、ある種の健康度というのかな、それがある人とない人がいるんじゃないかとも思うんです。

瀧井　でもそれは、その発想を理解するかどうかというより、現実的に、自分の嫌な状態にいるわけです。で、どうしたら、そこから抜け出せるか、ここからいい状態になるかというと、それは、食べるなり鼻注なりして体重を増やすことなんですよね。

松木　ええ、普通に考えれば、ですね。

瀧井　だからそこは、理解というより、本人の感覚というか、そこでどうしたらいいのかっていう。その、パッと考えて、「ああ、自分は体重を増やせばいいんだな」ということを自分でわかるかと言えば、そこをわからん人もいるかもしれません。だけど、そこのところで教えたりとかですね。「あなたは、今、どうしたらこの嫌な状態から抜けられるんだろうかと考えたら、体重を増やすしかないんじゃないですか」みたいなですね。そういったところをいろんなところから教えられたりとか、そういった形で「じゃあそうなのか」と思って、あきらめて、本当は増やしたくないんだけど増やそうということですね。

また、自分よりも後に入院して最初は食べられなかった人が食べはじめて、スタッフからほめられたり待遇が良くなったのを見て、追い抜かれたような気がして、自分もそうしたらいいのかと思いはじめたりする人もいますね。

松木　うんうん。

瀧井　時間はかかるかもしれませんけど、そういうふうに思って、何かこう進み始めるというか、そういう場合も結構あるんじゃないでしょうか。

松木　そうだと思うんです。ただ、中にはそうなったら「もう退院する」って、「もうこんなところにいたくないので退院する」って言い出す人がいますね。

瀧井　ええ、ええ。

松木　それと、もっと巧みな人は、それじゃあといって食べるんだけど、実はその親とか他の患者の手を使って密かに下剤を仕入れていて、密かにいっぱい飲んでいて体重が増えないようにすることもありますね。

鈴木　でも体重が増えないと、行動が上がれないから。

松木　うん、だけど何というのかな、上がらないけど、やっぱりそこまでして増やしたくないという、そういう人も、私の経験ではいるんですね。だから、もうあきらめて食べようって思える健康さというのかな。それがあるかないかで、ちょっと違うのかな、と思うところはあるんですけど。

瀧井　うん、治療から逃れて退院をしたいから、実際親を使って、親にいろんな情報を流してですね。ひどい目に遭ってるとか、全然信頼のできないひどい医者だとか……

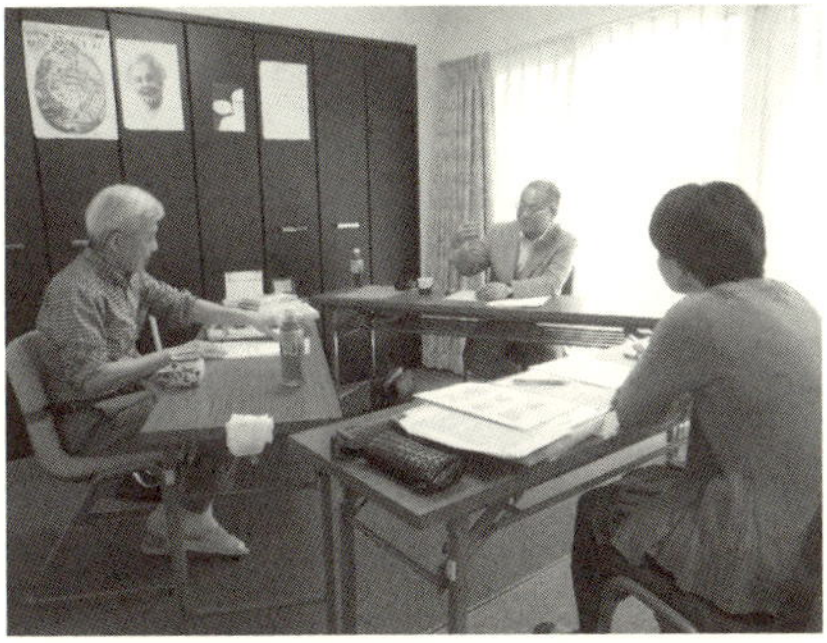

松木　そうそう。

瀧井　刑務所にいるみたいだってね。

鈴木　はい、そうですね。

瀧井　そういうふうなことを言って、で、親が怒って来るというのもありますよね。特に、身体的危機を回避するために、行動制限などの治療の枠組みがない状態で緊急入院させた場合など、通信の制限もない状態で、患者さんは言いたい放題言って、親も親でそれを真に受けてということで、命を助けてあげたのに逆にとんでもない悪者にされてしまったということもあります。

だから、そういうのに対して、もちろんその、説得というか、親にわかってもらうように、実際はこうなんですよ、というふうに話したり何かして、聞いてくれる場合もありますし、中にはまあ親のあまりの勢いで、これはちょっともう無理だなと、そういうふうになる人っていうのもないわけではないですよね。ただ、そういうふうに退院したいっていうふうになって来るというのは、もう見通してますので、それに対する対策みたいなものを早めに、本人がプラスのように考えられるような、そういうような対応をしていったりとか、親にもこういう事態が起こりうることを前もって説明しておくとか、そういったのはあるかと思います。十分準備して入院させた人の場合は、多くの場合治療について来てもらえるようになったのですが、入院に到るまでにドロップアウトする人もいますし、おっしゃる通り、中には難しい人もいるかもしれないですね。

「否認」の問題を明らかにすること

松木　経験的な話なんですが、摂食障害では、外来では一進一退でなかなか変化が起こらないままに時間はいたずらに過ぎていく時に、やっぱり入院を導入しないといけないことが起こって来ると思うんです。

ただ入院を導入する時の理由はいくつかあります。一つは、あまりに低体重なので身体の管理が必要だとの事態があります。もう一つは、本人の摂食障害的な病理行動が全然収まらない、変わらないということがあるので、これは入院させるしかないというのがあります。もう一つは、下剤や利尿剤、アルコールの濫用や自己誘発の嘔吐が、自宅であまりに自由にでき過ぎる、家の下水管が何度も詰まるような嘔吐があります。そういう状況があって、家ではまったくお手上げだと家族が悲鳴を上げていたり、中には自傷や自殺念慮、家庭での暴力行為があるという、そういう状況もあって入院ということもありますね。

だから、どこかで入院を導入する必要が出てくるように思うんですけど、この入

まとめ
摂食障害では、入院治療は治療関係の成立、病的行動の抑止、生命の保護等、重要な役割を果たす。

院の導入のときに、私たちができるだけ本人のその時点の病態を把握している上で、本人と家族にその問題点をはっきりわからせておく、というのがすごく大事なように私は感じるんです。その辺は瀧井先生が「回避」があり方だとおっしゃったんですけど、私は心理学的な用語を使うなら「否認」[145]が彼女らの病態をかなり作っていると思うんです。否認というのは要するに、認知を否定するという、言葉通りのことなんですけどね。だから入院させる前に、否認している彼女らのあり方のどこがどれだけ問題なのかを明らかにして、それを家族に十分わからせた上で入院に至るという、そういう対処が非常に大事じゃないかと思います。それをやってないと、入院させてもただザルの中に入れた水みたいになっちゃって、まったく治療が治療にならない、展開しないということがあると思うんです[146]。

それで、入院させたときに、鈴木先生も言われたんですけれども、私なんかも普通の食事を出します。すると、彼女らは初めは食べません。だから、この人は何キロまでは身体的に大丈夫だっていう、それをまず読んでおくんです。

鈴木　そうですね。

松木　たとえば、今二八キロぐらいだったら、「この人は二三キロまで減っても、命は大丈夫だろう」とかですね。そうすると、まずもって食べないから体重はだんだん下がっていきますすね。そうこうしていると、かなりリスキーな体重になっ

(145) 出来事の意味の一部ないしは全体を無意識のうちに拒否する防衛機制。意識的な否認と無意識的な否認があるが、摂食障害は前者と思われる。

(146) 225頁を参照。

てきますし、そうすると身体の脱水や体温も下がるし、脈拍がさらに遅くなるとかいろんな問題が出てきます。そうしたときに、「もうこれ以上、食べなくてやせたら、あなたは死ぬよ」って、私は本人にかなり真剣にこの死のリスクに直面させます。「これは、あなた死ぬよ」「どうするの？　死んでしまうけど」と。「あなたを死なせることはできないから、もう鼻腔栄養(147)するしかなくなるけど、あなたはそれでいいか？」ってそうとう強く言います。こうなると、洞察療法(148)じゃなくて恫喝療法です。

瀧井　ははは（笑）。

鈴木　ははは（笑）。

松木　でも、この病には、そうした互いの真剣な向き合いが必要なときがあると思います。私たちもほんとうに真剣です。

身体の回復と否認の解消が治療前半の目標

松木　それは、そういうぎりぎりのやり方をしてでも、こうして出会った人と人との関係を作る必要が彼女らとの治療にはあると思うからなんです。私たちも大きなリスクを抱えて治療に臨んでいるという真剣な関わりです。

それで、彼女らが食べるようになったら、おやつを制限しないんです、私のやり

(147) 経腸栄養の一つ。鼻からチューブを胃もしくは腸へと挿入して、そのチューブから栄養素を供給する方法。

(148) 心理療法の一つ。自分の適応の仕方の誤りを自覚させることによって、適応の方法を変化させていくように援助する方法。精神分析的精神療法や来談者中心療法などがある。

方では。というのは、基本的に過食に入ることこそが治癒への唯一の道だと私は思っていますから。おやつは制限しないんです。だからもう食べたいように食べていいという状況を提供します。ただその一方で、入院する時に下剤を遮断することと、嘔吐をできるだけさせないように、いろんな構造や手法も使って厳密に制限するし、本人にも「吐くのは、それをしたらあなたは絶対に一生治らないよ」ということを伝えて、ブレーキをかけるという戦略は使用します。だから下剤は一切投与しなくて、四日間便秘が続いたら、浣腸という方法で排泄をうながすという方式をとっています。

それで、やっぱり治療の前半は、そういう身体の回復が必要な部分と、もう一つは、私の言う否認の解除ですね。回避の解消なのかもしれないけど、否認が解除されて、自分の問題を見られるようになるというのかな。自分の問題やあり方を、ある程度問題として捉えるようになる、それが目標と思います。それが達成できたら、もっとサイコロジカルな課題、こころの問題へのアプローチに移れるようになると考えています。

このように考える治療においては、薬物は治療の本質的なところには役に立たないんですが、やっぱりその精神科系で治療する摂食障害は、興奮とか衝動性が非常に高い人が少なくありません。たとえば衝動的に病棟のガラスを割って、それで自傷するとか玄関扉を壊して出ていこうとするとかですね。こういう衝動性が高い人が多いので、どうしても抗精神病薬、強力な鎮静剤系統の薬物は、やっぱり必要に応じて使うということになります。コントミン(149)とかロドピン(150)とか、以前からある薬も含めてですけどね。それは、ただ、そういった派生症状的なものに対して使うのであって、それらの薬物で本質的な治療をしようということにはまったくなりません。

そして、本質に関わる治療においては、やっぱり、ナースにいかに患者を理解して関わってもらうか、というのが一番大事ですね。私たち治療スタッフが揃って本当の理解を共有するように心掛けるところが、大事だと思います。私も、ある年齢になったら、自分は患者の入院生活の病的な行動をしっかり抑止するマネージメントを中心に治療チームに参加して、若い精神科医とか心理士の人に面接はしてもらう構造を持ち込むようになりました。鈴木先生と違って、私は栄養士にしろ作業療法士にしろ、摂食障害の治療には必要ない職種だと思っているところはあります。残念ながら、今まで栄養士とか作業療法士の人で、摂食障害の本態をいくらかでも精確にわかってくれた人に出会ったことがないような気がしますので、それもあるのかもしれません。

(149) 一般名クロルプロマジン。一九五〇年代に開発された鎮静効果の強い最初の抗精神病薬。ブチルフェノン系薬物。

(150) 一般名ゾテピン。一九七〇年代に開発されたブチルフェノン系抗精神病薬。

「ただ体重を増やせばいいと思っているのか？」

鈴木　食事をめぐってやりとりをしている時に、「私の体重を増やせばいいんですか。それだったら病気が治るって言うんですか」って叫ぶ患者さんがいるんですね。

松木　はい。

鈴木　そういうとき、これはものすごいチャンスだなぁと思います。「あなたは、じゃあどうしたいのでしょうね」って問える状況になっていくので。患者さんが食べないので、こちらは「食べろ食べろ」って言い続けるんですが、その間に患者さん本人が自分の問題を、ちらっと、瞬間的に言うっていう、そのチャンスをやっぱり逃さないということなのだろうと思います。

瀧井　それはありますよ。特に、私のように、こういう体重とか、食事とかにこだわった治療をしてると。「先生はただ体重を増やせばいいと思ってるんですか」ってね。

鈴木　そうですね。

瀧井　「それで治ると思ってるんですか」って。それは嬉しくなるんですよ。

鈴木　嬉しいですね（笑）。

瀧井　「そう思ってるのは、あなたでしょう」って言って（笑）。何か向こうは誤解というか、自分の都合のいいようにそれを解釈して、こちらを悪者にしてというよ

★**じっくり**話を聞く。こころの痛みを理解する姿勢
★身体に触れる（一般外来において）
　「痩せているね」**しみじみ**とつぶやくように
★患者のアンビバレントさを**言葉にして**伝える
★**治りたい自己**に話しかけ，治療モチベーションをつけていく。一方で，**症状にしがみつかざるを得ない**思いを伝える
★患者の自立したい思いは承認するが，**小首はかしげて**おく
★治療者のできること，できないことをはっきり伝えること。**曖昧はだめ**

図24　対応のコツ

うな、そういうことを繰り返して来るわけですけれども、そういったのはチャンスで、そうじゃないんだと説明する機会を、患者さんに与えてもらったような感じですね。

鈴木　ええ、そうですね。だから知ってるんですよね。本人たちは（笑）。体重は問題じゃないっていうことを。

瀧井　そうですね、うん。

嘘やごまかしはその場で取り上げる

鈴木　あとは、嘘をつくところをどう捉えるかっていうことですね。

松木　そうですね、下剤を隠し持ってたり、あるいは食べているふりして、袋とかを隠し置いていて、それに食べ物を入れてたりとかですね。

鈴木　巧妙なのは、体重測定のときに小銭を下着の中に隠すんですよ。あるいは、がーっと水を飲むとか、そうやってごまかしますね。

松木　うん。だから、そういう嘘やごまかしがはっきりしたときは、まさにその時にきちんと取り上げないといけないですね。あとから取り上げても、全然効果はないし、むしろかえって嘘の上塗りの世界に巻き込まれるようになりかねませんから。だから、これらの問題をその場で取り上げられるというのが、入院治療のいいところだと思うんです。外来の時にはなかなかわからないし、お母さんとかが、こんなことがありましたとか言うのを外来で話題にしても、本人が「いや、私はそんなことは絶対にしてません」と言ったら、もうそれでおしまいですもんね。

経験的なところから言えば、摂食障害の人が治療に入って来るのは、万引き(151)で警察につかまって、親も「もうこれはどうにもならない」というので連れて来るということがあります。あれも警察につかまるという形で盗みという誰が考えても尋常ではない問題が公になっているもんだから、本人も観念して治療を受けざるを得ないという感覚になっているんです。それと一緒で、入院中にそういう偽りやごまかしをやっている場合には、もはや私たちには大体彼女らがやる病理行動は予想がついてるのだから、そこをあらかじめ予想をしていて、そのことが起こったら、ただちに私たちが直接対応するか、直接できなければナースに対応してもらって、さらにその後私たちが対応するとか、そういうその時その場でのイミディエートな治療的対処が非常に大事になると思います。

瀧井　なかなか、そこのところができない治療者が多いですよね。

松木　うん。

瀧井　やってるのは明白だろうと思うんですけど、何かはっきりしたことはわからないとか、そういうのでちょっとうやむやになっていくというのが結構多いですよ

(151)　常習万引きのため繰り返し逮捕され、懲役刑となる女子受刑者が、矯正施設で大きな問題となっている。

ね。

治療者側の姿勢

松木　それはやっぱり治療者が、そういう状況に直面した時に、患者から表われる強い反応や反撥とその破局的結末の可能性を恐れているんです、おそらく。治療者がきちんと彼女らの真の問題に向き合うこころの準備ができていなくて、ほどほどのところで何とか収まればいいというような、そういう気持ちでしか関わってないから、表面だけを見ていたら見過ごされそうなものはそのままあっさり見過ごすということですね。だけど実際、そういうものを放置したらそこから治療そのものが全部崩れていきますから、だから、私たちが回避することなく、向かい合う姿勢を持っておかないといけないんじゃないでしょうか。回避することは、その患者と同じ姿勢をとっていることですし、言葉を使えば、共謀(152)ですから。

瀧井　そう思うんですよね。そんなふうに、ちゃんと治療をしていこうという人が、どれだけいるんだろうかという。

鈴木　それは患者さんですか、治療者ですか（笑）。

松木　いや、治療者です。どれだけいるんでしょうね。

瀧井　最初、「なぜ摂食障害の治療をしてるんですか」って、そういうあれがあり

(152)　治療のプロセスのなかで分析者と被分析者とがともに治療に反する共通の方向で無意識的な反応をすること，無意識的に成長や発達、あるいは治癒に反する方向で結びつくことを言う。それらは一時的には治癒や症状の軽減をもたらすが、長期的、最終的には本当に治癒や問題の解決がもたらされない（『精神分析事典』より）。

ましたけどね。そういう、「あなたはなんでしてるんですか?」って聞きたくなる方もいるんです（笑）。

松木　だから、そこに戻ってみるなら、先生みたいに、この人が本当に治るのには何をしたらいいのかとか、この人に本当に大切な事実は何かとか、そういうことにきちんと関わろうという、難しくても関わろうというチャレンジングな姿勢を治療者が持てるかどうかというのが、そこにあるんじゃないんでしょうか。

瀧井　うんうん。

松木　それともう一つは、治療者として好かれるいい人としていたい人がいると思うんです(153)。また、プライドが高くて患者にいつも尊敬されていたい人がいます。患者は自身の問題をすべて私たちに投影するから、私たちは一時悪人にされるじゃないですか。だから悪い人である時期をやり過ごしていかなきゃいけないんだけど、そのときの傷つきになかなか耐えられない治療者もいるんじゃないんでしょうか。

瀧井　その、結局それは、患者さんと自己愛の問題って出てきましたけど、治療者と自己愛の問題というのは、どうなんですかね。

松木　自己愛的な人は摂食障害の治療は無理なんじゃないですか（笑）。自己愛と自己愛が一緒になって、お互いの自己愛を傷つけないような関係になる。

瀧井　結構多いんじゃないですかね。

(153) 医師、治療者であることの動機・動因という問題。

松木　どうでしょうねぇ、そうした治療者がいるのは間違いないですが。

瀧井　摂食障害は自己愛的側面が非常に大きい病気だから、その部分に変に親和性のある人が、それにひきつけられてこの世界にやってきて、住みついていて。患者さんの治療経過は散々なのに、それに気づかずにいつまでも摂食障害に関わることをやめられない人っていますね。

鈴木　でも、この治療をしているとこちらの自己愛はズタズタにされますから、自己愛の問題を抱えている治療者は患者さんに真剣には関われないようにも思いますね。ただ最近は、とりあえず症状さえ治まればいいという、そういう治療を求めている患者さんも多いですし、治療者側もそういう治療に集中する風潮があると思います。それを考えると、摂食障害の本質は何なのかということを問うようなまどろっこしいことは（笑）避けたくなっているのが風潮としてあるのかなって、治療者側にですね。だから、とりあえずやせなければいい、普通の食事がある程度食べられればいい、ベジタリアンだっているじゃないかというような。まあある程度やってればいいじゃないか、というような考え方が、多くなっているのかなという感じはしますね。

松木　それはおそらく、精神病理という視点を持たない人が増えてきているということなのかもしれませんね。

鈴木　ええ、そうじゃないかと思います。

松木　ダイエットをしている人だっているじゃないか、モデルやバレリーナのように職業的にやせて生活している人もいるだろう、だからこの人たちがやせていても、その人たちと変わらないじゃないか、というね、正常と異常の区別がなされない発想ですね。それで済ませてしまって疑問を抱けない人たちがいるようですね。それが社会的に案外スタンダードみたいなニュアンスになって来ている文化があるのかもしれません。患者が示している事実、つまり歪んだ在り方が目に入っていないか、その事実を考察できない事態です。

そこまで行くと結局、精神科とか心療内科の医者になる人たちが、一体何のためにその道に入っているのかという、その治療者自身のあり方に関わる本質的な問題に入ることになってしまうんじゃないでしょうか。だから、患者が訴えてくることがらを無思考にただ減らしたり楽にしたりするために、精神科医とか心療内科医になっているのか、それともその人のこころとかあり方の本質を見定めそこに働きかけようと思ってその分野の医師になっているのかという、そこの違いかもしれないと思います。非常に単純化して言えば、精神科医の内科医化ですよね。ただし、内科医は血液生化学検査や造影検査で複合的に客観的な事実を得、病理・病変を同定できますが、精神科医には事実を摑むそれらの方法は未だほとんど何もありません。

鈴木　そうですね。

松木　開業している内科の医者は、患者がその時に訴えて来る症状を軽減しましょうという形で診察しているのが日常でしょう。だから、摂食障害の治療だってその方式でやるという発想を持ち込めば、そうなっちゃうということになりますね。それは見方を変えれば、その人を一生患者にしておいて構わないと治療者が思っているということになるんでしょう。それはその患者自身の責任だと。しかしながら、こころの病にその発想でよいのかとのことをじっくり考えるのが、心療内科医や精神科医になる人の通るべき過程ではないかと私は思います。できるものなら、その人をもう患者であることを終わらせたい、という発想がない治療者がいる、ということになりましょうか。

そこは、ＤＳＭが関係すると思うんです。ＤＳＭには治そうという発想がないんじゃないかと私は思うんです。病人を見つけようという発想はあります。ＤＳＭを使ったら誰でも彼でも病気になりますから（笑）。それにＤＳＭの診断基準をチェックリスト的に使って診断していると、経験から学べません。治療者としての創造性が失われます。自分自身の臨床経験に見出される発見の重要性がわからないままでしょう。そうなると、臨床に対する関心も工夫も生まれません。治療者自身のところが栄養失調でやせていくだけになると感じます。これは大変な個人的損失だと

まとめ
ＤＳＭを使った診断からは臨床への関心も工夫も生まれず、治療者は経験から学べない。

私は思います。

だからDSMの文化に染まっちゃうと、鈴木先生が言ってるような関わりをする人が増えるだけになるんじゃないでしょうか。病者は他人だとみているのならそれでいいのかもしれません。でも、たとえば、その病者が自分の身内とか、自分にとって大事な人だったら、表面だけの治療では済ませられないのではないですかね。そうでなくてすむのに一生病気でいる、っていうことにしないで、できるかぎりの手を打ちたくなるのが当たり前じゃないかと思うんですけどね。こうした視点を持てるかどうかというのもあるんでしょうかね。

瀧井　あまりにそういう人が少ないというのは、何かこっちのほうが特殊なのかなという感じも……

鈴木　われわれがということですね（笑）。

瀧井　はい（笑）。その何というか、この治療というのに、こちらも何かこう、生きてる意味を知ろうというか、仕事の中に感じたいと思ってるようなところがあるんですよね。

鈴木　そうですね。

治療者の仕事の意味と達成

瀧井　こんな辛い、辛いというか厳しい、そういう思いもするけど、でもこんなふうに人と真剣に思ったことを言い合ったりとか、そういうふうに生きてるって、先生も言われましたけれども、生きてるっていうことを何かこう感じさせるような、そういうやりとりというのは、そう他ではできないですよね。

鈴木　そうですね。ある患者さんで、今までモノトーンだった世界が、治っていく途中にすごく色がついて見えるようになったって語ってくださった方がいて、そういうのを聞くと、本当に何か感動的に思うんですね。

瀧井　うん、うん。

鈴木　そういう経験をさせてもらっているので、今目の前にいる患者さんにも、モノトーンの世界から少しでも解放されて、自由になって欲しいなぁという気持ちに、どうしてもなるし、またその感動を私も一緒に味わいたいなぁって、そこにいられたら嬉しいなぁ、という思いになりますね。

松木　やっぱり自分のやっている仕事に意味と達成があるという、それは医療の仕事に限らずどの仕事についても、それがその仕事をやっている人にとって大事なものじゃないかと思うんです。ただ勤務時間を過ごしてお金をもらってそれでいいという、それじゃ人生そのものが虚しくなってくるというのが、人間の本質ではないかと私は思います。ただ、やっぱり生きている世の中の流れの中で、リスクを回避して無難にありたいとか人と同じようにしてマジョリティーに収まろうとか、何かそういうところに安心を求めると、いつの間にか、そこまでしなくなってしまうというのも、また人間に起こってしまうことなのかな、とは思います。

瀧井　その、摂食障害を、研究材料というか、論文を書くための材料として見てる人たちっていうのも、まあいるわけですね。

松木　はい。

瀧井　あんまりそうしたものには興味ないんですけど。でもまあ、そういったほうが、治療にエネルギーをあまりかけなくていいから、論文を書いて、それなりの地位についていくみたいなね。また、そういう人たちが、摂食障害の治療の世界というのに影響を与えているというのはありますね。

松木　ただ、そういう人たちも、自分が何をやっているかというのは、どこかでわかってると思うんです。

瀧井　うん。

松木　そして周りも、その人たちの医療者としての実力もわかったりしていると思います。先生が言われるような人たちが、確かに立場的に高くなるから、その分の影響力は持つかもしれないけど、それが見えてないということはないんじゃないでしょうか。

わかる人はわかっていると思いますけど。ただ、何というのかな、鈴木先生が言ったように、私たちがあるところまで頑張ってやって、それで初めて患者の反応が返って来て、こうすると、ちゃんと結果が出るんだという、そういう体験に行き着くまで頑張れない人がいて、そういう人たちの場合は、ほどほどのところに収まるというのは、現実としてあるのかなとは思います。

鈴木　松木先生が以前書かれた『精神分析体験：ビオンの宇宙』(154)のまえがきに、野良の子猫を飼い猫にするためのプロセスを書いておられましたけど、猫を囲い込んでいって、引っ掻かれて猫が次第に警戒を解いていくという、摂食障害の治療はまさにそんな感じがするんですよね。

松木　うん。

鈴木　摂食障害の患者さんとの治療では、もうともかく本人は治りたくなくて嫌がってるからバタバタバタバタしているわけですが、それをこう囲い込んで行くと、どれだけこっちが安心できる対象かということを患者さんはじっと見ていて、そこにこちらが一生懸命関わっていくのを、離れたところで見ては、ちょっと近づいてということの、その繰り返しの中で、猫は松木先生の飼い猫になったんですけれども（笑）、患者さんともそんな感じで、ちゃんと依存的な部分を表せて、ちゃんと

(154) 二〇〇九年、岩崎学術出版社刊

治療関係が結べて、そして自分の辛い部分というのを伝えてくれるようになるという、そこまで行くと、患者さんは、こころの中の苦しさや孤独、虚しさといったいろんな情緒体験を教えてくださると思っています。

V

摂食障害の予後と予防

松木　先に進みましょう。摂食障害の予後・予防を考えたいと思います。摂食障害がどこまで治療できるのか、どこまで治癒できるのか、治癒はありうるのかを語っていただけますか。世の中に摂食障害を克服したという人がいるけど、本当に克服しているのか。摂食障害の治療は、どこまで成し遂げられるのかとの主題に触れていただきたいです。そこから必然的に、摂食障害にならない予防はありうるのか、あるいはありえないのか。あるとしたら、どんなやり方があるのか、そうしたところを少しお話ください。

治癒はあるのか

瀧井　予後ですけど、よくこの病気は一〇人に一人死ぬっていうふうに言われたりなんかするるんですけど、そんなに死ぬもんなんですか。

松木　そんなに死なないでしょう。そんなに死んだら大変ですよ。

瀧井　いや僕はラッキーなのか知らないけど（笑）、はっきり自分が責任を持って治療した人で、死んだ人いたのかなーと思うと、あんまり浮かんで来ないんですよね。まあ、そういう人も野放しにしとけば、ろくに治療もせずに野放しにしとけば、結構、危ない状況になるのかなぁと、そういった時に何か運が悪いと死んじゃうのかなぁみたいな感じはあるんですけど。でも何か、しっかり身体的なことでの治療をしとけば、危なくない状態にさせることはできるので、そんなに死ぬもんじゃないけどなって（笑）。

松木　私の場合は、二人亡くなりました。

瀧井　はい。

松木　一人は、自己誘発嘔吐(155)のために胃が破れて、腹膜炎(156)になって、亡くなられました。この人は入院中だったんです。全身状態が悪くなっていくのはわかったんで、夜間外科病院に搬送して、そこでも原因がすぐにはわからなくて、お腹を開けたら胃が破れていて、亡くなられました。もう一人は、これも入院中でしたけれども、自殺しました。

瀧井　ああ。

鈴木　うーん。

松木　首を吊って自殺しました。母子の分離が大変難しい人で、いろいろな施設で何年も治療してきた人で、私のところが何回目の入院だったのかな。まだ二十代半

(155)　指を口の中に突っ込むなどして自ら吐き気を催させて吐くこと。

(156)　腹腔と腹部の臓器を覆っている腹膜に何らかの原因で細菌が感染し、炎症を起こす病気。

ばでしたが、もう一〇年ぐらいこの病気の状態があって、母子間がひどく険しくなって自宅での生活は無理だと母子ともに感じていて、今度こそ治そうと決心して入院しました。入院してそんなに経っていませんでしたが、二〜三週間は経っていたでしょうか。閉鎖病棟に入ってもらっていたんですけど、本人が治療に対してまだ揺れてるところがあったので、日曜日だったけど気になって、病院に行って彼女と会って話したら、本人が「頑張ります」って私に言ってくれました。その後、診療を終えて帰り自宅に着いたら、家人が病院から電話があって「病院に来てくれ」って言っているって言うのですぐ戻ったら、私が会って三〇分以内に首を吊っていました。

瀧井　うーん。

鈴木　うーん。

松木　その二人の方が亡くなりました。正確にはまったくわかりませんが、何十人かの摂食障害を診ていると思うので、二〇人ということはないと思うので、一〇パーセントということはないと思います。

瀧井　先生は、重症を特に診ておられるでしょうから。

松木　鈴木先生はいかがですか。

鈴木　いいえ、私は今のところ、幸いなことに亡くなった方はいらっしゃらないんですけど。もう十何年お付き合いをしているのにもかかわらず、半年に一度ぐらいしか来られない外来の方がいるのですが、この方は今、身体的にかなり厳しい状況にあると感じています。ずっと過食と嘔吐と、アルコールの多飲があって、腎臓も肝臓もかなりやられている状態になっているのですが、どこも受けてくれないんですね。体重は二五キロあるかないかですが、医療保護入院でやっと精神科に入院しても、ご主人が患者さんの意向を聞いてすぐに退院させてしまうので、ちゃんとした入院治療が全くできない状況がずっと続いていて、身体的な緊急時には、救急病院で応急処置をしてもらって凌いで、私のところには半年に一度、連れられてちょっとやって来て、「話したくない」って言って帰っていくというようなことなので、治療関係が築けないままの方ですが、それでも半年に一度でも来られているから、責任は感じているのですけど、身体的に危ない状況だと危惧しています。

定期的に来てくださっている方では、外来にしても入院にしても、今のところ幸いなことに亡くなった方はいらっしゃないです。ただ、「じゃあ治るのか」という話になると、治療目標をどこに置くかによってその答えは違ってくると思います。私は治療の目標を、今のあり方じゃなく、自分がなぜ生きているのかとか、自分が生きる意味だとか、あるいは自由に生きれることだとか、病気にとらわれない生き方をしていくということだとかだと考えているので、そうしますと、治るというのは非常に難しいですね。パーソナリティというのは、傾向という部分から障害に至るまで、グラデーションになっていると思うんですね。どこで治ったとか、どれが性格でどれが病気だという線引きができないので、そういう意味でいくと、「じゃあ治りました」って、摂食障害を来す背景にあるパーソナリティが治りましたっていうふうなことは、なかなか言えないというのが実感ですね。

瀧井　うーん。

鈴木　その傾向性というのはやっぱり残るんだろうと思います。ただ、以前よりは自由になって、以前よりは楽に自分を出すことができるようになっていかれる。それはありますけれども、非常に几帳面だったり、周りの評価を気にする部分だったりというのは、多少なりとも残ると思います。全くそれがない人なんていないからですね。だからどこまでが正常かという話に、またなって来てしまうのですが。パーソナリティそのものが大きく変化はしないでしょうけれど、より楽には生きられるようになっていくとは思います。摂食障害という病態を手放して、ちょっと自分らしさを出せるっていうぐらいの治り方はされるように思います。

パーソナリティが全部変わることはありえない

松木　私は、一度本人がそこまで自分の中心に置いた、やせている自分が素晴らしい自分だという、その思考そのものがすっかり消えてしまうということはないと思っています。

鈴木　はい。

松木　ただ、それはこころに残っているんだけど、もはやそれが中心ではなくなって、時々そっちに目は向くかもしれないけど、それにはおおよそ影響されないで、基本的に普通の生き方で過ごせているという、そこに収まる範囲になるというのが、改善した姿としてあるものなんじゃないのかなと思います。

結局、鈴木先生が言われるように、それはパーソナリティに組み込まれているものだから、そのパーソナリティが全部変わるということはありえないのと同じような意味で、その部分が全然無くなるということはないでしょう。だからやせ願望が全然無いのが治癒だとするなら、「もう私はやせたいとは一切考えません」、「そんなやせたいという考えはまったくありません。全く普通に過ごしています」というのが治癒だと言うなら、それはないような気が私はします。中核的な摂食障害の人ならですね。そうじゃなくて、ヒステリー・パーソナリティ[157]の人が摂食障害の病態を呈している場合は、摂食障害的なこころの有り様が治癒したということはありえますが、中核的な人は、やっぱりそれは、残ってはいるけど影響はされなくなった、影響がかなり減ったというものではないのかなぁ、と私は思ってるんです。

(157) ヒステリー性格とも言う。情緒的に反応しやすく、とり入れが盛んなために、摂食障害の症状も取り入れるだから、摂食障害と戦って勝つとか摂食障害を克服するとか、そういう視点から事態を捉えるのではなくて、むしろその摂食障害のこころの部分に対して、その人の健康な部分が力をつけて、健康なこころの部分のコントロール下におくようにするという考え方です。そもそも病気の人はそれが逆転したあり方なわけですね。そういうバランスの達成が、一つのあり方かな、と思ってます[158]。

治療者の内在化

瀧井　あの、わりと早く症状が消えて、来なくなった人がその後どうなってるのかというのは、ちょっとよくわからないんですけれども、また、そういう人が本当の中核的摂食障害だったのか、というのも、またあると思うんですけれども、まあ長く見てる人というのは、やっぱり社会には適応しててもですね、その人のもうどうしようも消えないような、そういう傾向というのはあってですね。だから、意識していかなければ、そっちのほうへずっと行って、たとえばすごく強迫的なところが、自分を追い詰めてしまうみたいな、そういうような何かその人特有の落とし穴みたいなのがあって。それがまあ最初の頃は、入院してもらって、結構、身体的にも良くなって、内省もさせてそれなりに問題点も見つかって、それを入院中に治療的に扱ったりもしているんだけど、外来で診てると、また同じところへこう向かって行

(158) 227頁の図29を参照。

くような。(159)

松木　うん。

鈴木　ええ。

瀧井　で、それに対して、またそうなってるじゃないかというようなことを指摘して、「ああそうですね」と一応認めても、最初はあまりピンと来なかったりして、何度も繰り返すのでそのたびに指摘する。ある意味、入院治療というのは、そういうふうなその人の繰り返すポイントみたいなのがわかるというのが、大きな役割の一つではないかと思っていて、そのポイントを本人は忘れているんですけどこちらは覚えていて、同じことを繰り返しているのを、「またやってますね」というふうに指摘するわけです。

それをやってると、まあ次第に何かこう、こっちから指摘されてからピンとくるのが早くなっていって、だんだん言われなくても何となくわかるようになっていって。そして、自分でも何か気がつくようになって、「またこんなふうになってるんですけど」みたいなことを報告してくれるとかですね。そういう感じがずっと続いてるような方とかいますね。まあ、その方とかは長い病歴で、入院前はもう死にかけるぐらいの、そういう身体的な状況だった人なんですけどね。

松木　だから、そういう人のそういう変化というのは、それまでは先生が担ってい

(159)『摂食障害という生き方』173～174頁および233～235頁を参照。

た役割を自分でできるようになっているわけですね。

瀧井　うーん、そうですね。

松木　それは精神分析的に表現するなら、治療者の内在化[160]がなされてると言えることですね。それまで、その内在化ができない、そういう自分に対して治療的に関わってくれる治療者を内在化できないために、外に瀧井先生がいて注意を促すような働きが必要だったのが、内在化されて自分の中でできるようになった。それはやっぱり一つの達成だと私は思います。

瀧井　はい。それから、それとはちょっとまた別の話なんですけど、過食・嘔吐だけは続いてて、社会的にはやってるみたいな感じで、わりとそういう人っていうのもいますけど、そういうのはどうですか。

「治った治らない」は治療のターゲットにもよる

松木　私はそういう人は本質的に治ってないと思うんです。私が診ているケースではそう理解してきました。というのは彼女らと話すと、そういう人は仕事はしているけど、本人は働いてる間も、ずーっと食べ物のことや食べることばかり頭の中で考えていると言います。特にその吐いている人は。仕事が終わって家へ帰ったら、どう過食して吐こうかって、そんなことばっかり考えていると言います。本当に治

(160) 患者がみずからのこころに治療者像を保持し、その像と治療的な対話ができるようなこころの状態。こころの健康な部分を内側から支持する働きをなす。

っているなら、たとえば仕事以外の対人関係の広がりや深まりとか、趣味や社会的な活動を楽しむ部分があると思うんですけど、私の言うような、仕事はしているけど過食・嘔吐して治ってない人というのは、もう全く自分だけの世界に収まっていて、ただ過食・嘔吐するという生活を毎日繰り返してるんです。だから、その辺は今先生の言われたケースが、本当の意味での社会的な人間関係を持てているかというのが、治ってるかどうかの判断の大きな材料になるのかなと思います。

瀧井　まあその、厳しく見ればですね、問題があるけれども、結構社会的に広がりも出てきてるかなぁみたいな感じなんですけどね。もちろん、摂食障害が治りきっているかと言えばそうではないんですけど、その人の中で摂食障害のウエートがずっと小さくなっている。一生懸命生きていて、出来ることも増えてきて、それまで止まっていた人生が動き出しているんだけど、でもまだ摂食障害に頼らざるをえないところも残っている。そういう期間もその人にとって大切なのではないかと感じるんです。今、イメージしている人は、子どもの頃から摂食障害を発症するまで母親から精神的な虐待を受けていた人なんですが。

鈴木　その、治癒のターゲットというものがどこにあるかによって、治った治らないという話になるんじゃないかなと思いますね。

松木　そうですね。

鈴木　症状レベルでは、まあある程度関われば治って行かれるんでしょうけれども、やっぱり本人がどう自由になれるかというところを考えると、なかなか時間がかかるし難しいですね。

松木　だから、こうして私たちが摂食障害とはどんな人かを見てきたことを踏まえるなら、治るということが単に体重が回復するとか、食生活がいくらか普通な感じになるとか、社会的な何らかの仕事とか役割をしているとか、そういうことではなくて、その人の生き方が主体的にも客観的にも充実を実感でき自分を真に肯定できる納得のいくものになっているというか、ある意味こころが自由度のあるものになっているという、そこのところにあるのかなぁと思います。しかし、それを達成するためには、やっぱり治療者がマンツーマン的関わりをせざるを得ないですね。人と人とが真摯に出会うという……

瀧井　うんうん。

鈴木　そうですね。

松木　ただ診察で患者をさばいてるような関わり方では絶対達成できないことですね。それは、その人たちの病理性がそれだけ深いということでもあるし、そこにしっかり関わるためには当然必要なわけであって、その必要性をちゃんと認識できる治療者がそのところに視線を据えた治療を実践することになっているのかもしれません。瀧井先生がさっき話されたような、そんなふうに全然やらない、やれない治療者たちがいることとも関係するかもしれません。

鈴木　あと、患者さん本人が、どこまで何を求めるか。

松木　うん、もちろんそうですね。

鈴木　さっきちょっと言いだしそびれたんですけど、心理士さんに関わってもらう時に瀧井先生が検査、ＷＡＩＳだとかロールシャッハだとかっておっしゃられたんですけど、私はそれは大事だと思っていまして、患者さんに心理検査の結果を提示して、「あなたはやっぱりこういうところが問題があるんですね」という心理的な問題を目に見える形で提示することは意味あることだと思っています。そこで「あなたの問題はここなので」って、その症状だけを改善すればいいっていう話じゃないですよね、というところから治療を始めていくことができますし、治るということも、症状がなくなったから治ったということじゃないというのが共有できると思っています。

経済原則を超えて

瀧井　だから、それだけ一人の摂食障害の患者さんにエネルギーがかかって、世の中にこれだけたくさんの摂食障害がいて（笑）。

松木　ははは（笑）。

瀧井　採算はとれないし。

鈴木　そうです、採算とれないですね。入院日数が長くなるし。

瀧井　これだけの摂食障害の患者さんにそういった治療をしようとか言ったら、本当に国家財産のどのくらいの給付がないとできないのかという[161]（笑）。

松木　一つの視点からはそういうことになるんでしょうけど、でも世の中にはあまり採算と関係ない大事なことってあるじゃないですか。

瀧井　うん、うん。

松木　今、世の中が何でもかんでも経済的な利益性が優先で、医療もそうなっているんですけど。そういう経済誘導ですね、薬にしろ診療時間や入院期間にしろ。そこに生きている以上、それを無視することもできないのかもしれないんですが。

鈴木　ええ。

松木　でも、それに盲従する必要もないんだと私は思っているんです。必要な時には、採算からはずれたことでも、やるべき治療をやるというのがあっていいはずだと思います。おそらく一般のビジネスでもそうだと思うんです。採算の取れる部門とあんまり取れない部門があって、取れないけど大事なものがあって、それを大事にできる会社か、会社じゃないかというところで、その会社の質が決まるようなと

（161）医療経済的要請が摂食障害の治療を圧迫している。

ころもあるんだと思います。それと同じじゃないでしょうか。摂食障害にしろ、あるいは他のパーソナリティ障害の人にしろ、経済原則から言うなら、もう何もしないほうが損しないでいいということになるかもしれないけど、でも現に、本人が困ったり周りが困っている人がいて、関わればそれがよい方向をもたらしうる可能性があるなら、やるというのがあってしかるべきじゃないか、と思います。実際、それを私たちはやっているんだろうと思うんです。

瀧井　こういう病気が生まれるということ自体は社会の問題じゃないという、そういうお話が最初ありましたけど、まあこころの問題であるにしても、何というか、大きく見れば、社会が、そういうこころの問題が起きやすいような、そういう社会に今なってるんだというふうに思ってですね。そういう社会に対して、社会がもっとこういう問題について考えていくといったことも必要なのかなと思ったりするんです。でも、社会に考えろって言っても考えないでしょうから（笑）、私たちが考えんとしょうがないことではありますけれども。

新しい人間の不幸

松木　私は、現代はストレスが多い社会だとか、現代の社会が問題を引き起こしてるとか、決してそういうふうには思わないんです。というのは、たとえばさっきまうわけです（笑）。それが社会というものだと思います。
「食わず女房」の民話を出しましたけど、あれは山姥だということで処理されてし

瀧井　うんうん。

鈴木　ええ。

松木　治療とかいう発想じゃなくて、山姥という化け物ですね。だけど今はそれが病気だと認識しているのは、社会が前進してるんだと思うんです。山姥だから、あんなのはもう叩き殺せばいいみたいな、そういう文化では全然ないわけで、病気と認識している。だけど認識したからと言ってうまく対処できるとは全然限らないわけです。医学が進めば進むほど病気が逆に増えて来るわけじゃないですか。今まで病気だと気づかなかったものが実は病気で、そこにもウイルスがいるし、ウイルスじゃなくてもっと原生のもの、プリオン(162)がいて狂牛病を起こしたり、そういうことがあります。

それと、人間にとって一番ストレスは何かというと、命が危ないということですよね。

鈴木　そうですね。

瀧井　うんうん。

松木　でも、今の時代ほど生命が安全な時代はないですよ。そういう意味では。要

(162) タンパク質から成る感染性因子。脳に異常なプリオンが沈着し脳神経細胞の機能が障害される一群の病気はプリオン病と呼ばれる。クロイツフェルト・ヤコブ病はその代表的なもの。

は、社会にストレスが多いんじゃなくて、それに対応する人間の能力とその限界を正確に認識してどう育てるかという部分を、社会がもう少し考える必要があるのかもしれないとは思うんです。

つまり経済原則のために、物品をいっぱい豊かにしておけば人間が幸せになるかのような発想になっています。幸福度をスケール化し数値化して正確に把握できるかのような幻想がまかり通っています。それらは一部の学者が研究成果とされるものを形に残すために考え出したものに過ぎません。でも人生には必ず失敗とか損失がどんな人にも起こるわけで、そのリスクすべてをストレスだと言っていたら、もう人生ストレスばっかりになってしまいます。その失敗や損失に私たちがどう持ち堪えられるかが次のチャンスをつかむのに大事なことではないでしょうか。それが経験から学ぶということで、そこには痛みが、場合によってはしばらくの不幸が伴うでしょう。そういう経験の必然性を、ちゃんと人間に認識させるのが今日の社会に求められることなのかもしれないな、と思ったりします。

そこで難しいのは、科学は進歩しますし、機械も進歩します。その進歩が蓄積されてどんどん高性能になっていきます。だけど、人間って生まれて来たときはゼロですね。どの時代になっても。そのゼロの人間に、有用な機能をつけなきゃいけないわけです。だけど社会が要求する機能水準は、昔に比べたら、ものすごく高くなっています。そしてますます高くなっていきます。でも人間が赤ん坊として世に出てきた時は、二〇〇〇年前だって今だって準備状態の水準は一緒です。そこに、その時代までに増えた分を含めた多くのものを処理できる機能を備えた人間を作り上げなければならないというのは、新しい人間ほど不幸なのかもしれないとは思うんです。

瀧井　おっしゃるように、社会は進歩して、むしろ良くなっているんだけど、その中で人間がすべての面で何不自由なく生きていけるようになったかと言えばそうではなくて、この社会に適応するための新たな能力が人間に求められるようになったということかもしれませんね。社会は人間になんでもかんでも提供して、全く不自由のない生活を与えるべきであるということではなくて、この社会の中でうまく生きていくためには、人間が新しい機能を持つ必要がある。

しかし、この社会の中でどう生きていくべきか、この社会に適応して生きていける人間をどのように育てていくかという、この重要な課題についてまだ明確な答えを出せていないと思います。摂食障害などもその狭間で生まれているんではないでしょうか。

松木　そう思います。

予防はできるのか

松木　ところで、摂食障害の予防についてはどうでしょうか。摂食障害は予防できるのでしょうか。

鈴木　ある患者さんのお母さんに、治療の目標の話をした時に、「この子が自分でものを考えて、自分がどうありたいかというところで動けるようになるということが大事なんでしょう」というようなことをお伝えしたらですね、そのお母さんが「今の若い子にそれを求めるのは無理ですよ」っておっしゃったんですね（笑）。なので、「ああ、そういう文化のおうちなんだなぁ」っていうふうに思ったんですね。

松木　うん、なるほど。

家庭のあり方、親子関係のあり方

鈴木　だから、そのご家庭ご家庭のもつ文化というものがどうあるかということを見ていかないと、難しいのではないかと思っているんです。その、自転車操業的に目の前のことを処理すればいい、そういうふうにやっていけばいいんだ、という文化の中で本人さんが育っていれば、その場その場で合わせてやっていくというあり

①社会的文化的基盤

②本能の満足

③人間関係の基礎

④親子関係の反映

図25　食べることの意味

方は自然のこととして育って来ているので、こういう病気にはまってしまうと、なかなかそれは抜け出せなくなるんじゃないのかなと思います。なので、社会全体もそうですけれども、ご家庭の中でどれだけ自分がものを考えてやっていくか、失敗も含めて、それを受け入れてもらえるような家庭、受け入れてもらえるような社会ということがないと予防はできないのではないかと思います。お子さんがどんなことを考えて、どう動こうとしているのかというのを見守ってくれるような環境ということですよね。結果が失敗であっても、そのプロセスをちゃんと見てくれる、そういう家庭環境みたいなのがあったらいいと思います。

よく私がお母さんたちにお話しするのは、「肝っ玉かあさんになってください」って。最近「肝っ玉かあさん」(163)と言っても伝わるのかどうかわかりませんけど、京塚昌子さんみたいにどーんと構えてくれるような、多少のことがあっても揺れない、そういう受け皿みたいなものを家庭の中で築けていれば、もうちょっと違うかもしれないと思いますね。

松木　先生が言われた、「若い子にそんなことを求めても無理ですよ」っていうのは、それはお母さん自身がそうなんですよね。

鈴木　そうです、たぶんそうだと思います。

松木　ですね。そして、お母さんがそういうふうであるというのは、その親との関

(163)『肝っ玉かあさん』は一九六八年から一九七二年まで TBS で三シーズンにわたって放送されたドラマ。京塚昌子がしっかり者の母親を演じて好評を博し、三〇パーセント前後の視聴率を誇った。

係ですよね、おそらく。

鈴木　そうですね。

松木　そういう意味では、人間がどう自分の問題、あるいは自分のあり方と向き合うかというこころの態度をある程度保持できることが大事だということになるんでしょうか。先送り先送り、あるいは回避回避で生きていても、早晩必ず行き詰まると、大抵の人はどこかで気がついていると思います。だからいつかはあきらめて、その気づきに従って回避しなくなったり逃げなくなったりすると思うんです。でもやっぱり、そこに行き着けない人も残念ながら世の中にいると感じます。

鈴木　ある程度裕福だったり、何と言うんですか、それが許される、アッパーレベルの環境の方たちがやっぱりこういう病気になられるというような気もしますけど。回避しても許される。

松木　うん。だから、予防があるとするなら、家庭のあり方、親子関係のあり方っていう人間関係の基のところで、親密さと受け入れる力量というものが必要じゃないか、ということですね。別のところから言えば、ダイエットとかやせていることが格好いいとか、まあそんな話にいくらブレーキをかけても一緒だという（笑）ことですね。

鈴木　それはその通りです。

松木　それらは表層とかきっかけに過ぎないのであって、そこに入り込んでしまう背景にあるこころのあり方が、対応されなければならないということですね。瀧井先生どうですか。

瀧井　いや、もうなかなか難しいですね（笑）パス。

松木　パスですか（笑）ははは。いや、パスされてもいいですよ。私たちは、目の前の患者をどう治すかを考えるのに年中頭を使っているから、そもそも、病が起こらないようにするにはどうすればいいか、っていうのはあんまり考える機会がありませんね。

瀧井　その、鈴木先生がそういうふうに親の何かと言って、そうだとして、どうしたら親がそういうふうにしてくれるのかというあたりまで考えると……

鈴木　確かに難しいですね。ただその人間関係、たとえば治療的に関わっていって、患者さんが変わっていくことから考えますと、親子関係はもちろん、他の人間関係も変化すると思うのです。私の大学院の研究結果でも、親御さんに対する見方は、治療過程で変化していましたから。

松木　うんうん。

鈴木　本人の対象に対する捉え方が変わるのだと思います。だから、適切にわれわれが関わることによって、対象に対するアンビバレント[164]さだと思うんですけど、そ

(164) 同一の対象に対して相反する心的傾向、心的態度が同時に存在することを表現する言葉で、とりわけ愛と憎しみの共存を表現することが多い。両価性、両立力価と訳される（『精神分析事典』より）。

れが変わっていかれる、アンビバレントなところを、まず受け入れられるようになっていくというところから、親子の関係性自体が変わっていくのだろうと思うんです。母親だけがどうこうということではもちろんないと思いますし、何か対人関係の中でそういう本人の思いが修復されていく経験、自分がいていいんだという体験というのがあればいいように思いますね。

松木　大学病院にいた時に、摂食障害の人たちの家族療法(165)をやっていたことがあるんです(166)。

鈴木　はい。

松木　本人と両親に来てもらって、それで毎週一緒に面接するんです。小学生から中学生になった男の子とその両親だったり、あるいは中学生の女の子と両親だったりしました。この方法は年齢が高いとあんまり効果が出なかったんだけど、年齢が低いと、つまり中学校の低学年ぐらいまでの子どもだと、面接での交流や考えの変化を通して親も子どもも、家族間の交流の仕方が変わって、症状的にはすごく良くなるんです。基本的にはその年齢なので拒食ですけど。拒食でやせている状態が食事をしっかりとるようになってスムーズに回復するんです。夫婦の関係とかを含めて、それぞれ親の考え方が変わるのが大きいですね。その変化が子どもにストレートに反映されます。結構早く良くなるんです。個人療法をするよりね。

(165) 家族システムに変化を起こすことによって、症状や問題行動を示している家族員をより適応的にするべく介入する心理療法。

(166) 松木邦裕『摂食障害の治療技法』(金剛出版、一九九七)に「両親の環境としての機能と対象としての機能」として収録。

鈴木　そうなんですね？

松木　早く良くなるから、「これはなかなかいい方法だ」と思ったことがありました。ところが、その後何年かして、再発したんです、二例とも。大学生になる前後に再発しました。その頃は私との治療から離れていて、たまたま近くの人だったので別の形で情報が入って来て再発したというのがわかったんですが、治療には来ませんでした。だから、家族療法を行った時点では確かに家族内の力動が動いて子どもによい影響が及んだというところがあるんですが、家族内の力動[167]を含めて、子どもの心性の変化が本当にどこまで維持されるかというのは不確かです。

子どもは親が変わればスムーズに治るじゃないですか、子どもの恐怖症みたいに。そういう治り方が起こったのであって、本人の病理そのものには十分触れられなかったので、次にこころに負荷がかかった時には同じ病態が出てしまったんだなぁと思いました。そこから、「やっぱり個人の病理をちゃんと扱わないと、真の内的変化は達成されない」と考えるに至りました。そうして家族療法的なやり方を基本的にはしなくなって、個人療法を中心で、本人と親の同席は治療の初期以外は原則しない形態でやっていくようになりました。

(167) 家族精神力動：「全体としての家族」の視点から、アッカーマンが提起した家族メンバーの心的な相互作用。家族は一個の有機体にも比すべき統合性を持った集団であり、一定のホメオスターシスを維持し，家族過程の進行とともに、その同一性と安定性に、動揺、ときには破綻の危機を経験しながら、さらにそれを修復し、再統合に向かうという段階的な発展を遂げていく（『精神分析事典』より）。

Ⅵ 要望

松木　それでは、最後のステップの「要望」に行きましょう。他の治療者、スタッフへの要望、家族への要望、患者への要望、社会への要望、さまざまあるでしょうか。もうすでにこうした話題を始めてしまっていたところもあるようにも思いますが、どこへということなく、お話を展開していただいたらどうでしょうか。

治療者に伝えたいこと

治療者がこころに留めておいてほしいこと

鈴木　私が摂食障害の話を治療者向けにお話しする時に、こころに留めておいてほしいこととして、挙げることが五つほどあります。もちろん、摂食障害はこころの病いであるというところを前提にお話するんですけれども。一つめは「問題行動は必ず起こる」こと。二つめは、治療者は、何度も何度も患者さんに裏切られるわけで、そのとき裏切られたという怒りだとかが湧き起こるし、ものすごい無力感だとか絶望感だとかを、やっぱり抱くんですね。でもそれは、患者さんの中にもあるものだということをわかっておいてほしいということをお伝えします。

三点目は、患者さんたちというのは、基本的には人を信用できない悲しい人たちなので、治療者が、多少患者さんが揺れてもドンと構えておくということ。まあ極端な言い方をすればお釈迦様の手の上で孫悟空を踊らせてるという、そんなイメージでドンと構えておくという必要があるだろうということ。四つめには、「治そうって焦らないでください」ということをお伝えします。さいごに、反復強迫っていうのがあるので、それを嫌わないということ。本人は治ることに抵抗がある。抵抗というか、それは本人たちには恐れなんですね。治ることを極度に恐れている状態があるので、同じ状態に戻ってしまうということがあるというのは、それは当たり前のことなんだと。嫌わずに、そういうことがまた起こってるなという目で、しっかり見てほしいということ。この五つを必ずお話します。

松木　いいですねぇ。それを言ってもらったら、もう言うことがなくなります（笑）。

摂食障害は、表面だけ見ると、この人たちは一体治す気があるのかとか、何か勝手なことばっかりやっているじゃないかとどうしても見えてしまいますね。嘘をついたりごまかしたりして、病的な状態を必死で維持しようとするから。だけど、その裏に、その彼、彼女らが抱える無力感や孤独感があるんだという認識を、スタッフと共有して関わるようにすることがほんとうに重要ですね。その理解を持って

まとめ　摂食障害の治療者がこころに留めておいてほしいこと
①問題行動は必ず起こる
②治療者が感じる無力感や絶望感は患者の中にある
③患者が動揺してもドンと構えておく
④治そうと焦らない
⑤患者の反復強迫を嫌わない

もらうというのがすごく大事だと思います。それに鈴木先生が言われるように、やっぱり結構私たちが痛い目に遭うことがあるので、そこに持ち堪えられる心構えを持ってないと、私たちのほうが裏切られた気分、被害感だけに終わってしまうリスクをちゃんと認識していることも、治療に関わる以上は大事ですね。それと、やっぱり摂食障害の治療は、とりわけ最初のうちは、一人の治療者だけでは絶対できなくて、家族とか、病棟だったら看護スタッフとか、そういう人たちと一緒に、共通の理解、認識を持って一緒にやっていく環境を作らないと、患者当人がなかなか自分の問題を見つめるほうに変化するのが難しいと思うんです。だから、そういう視点も持っておくことは大事じゃないかな、と思います。どうですか、瀧井先生。

摂食障害という疾患の特殊性

瀧井　はい、これがピッタリしてるかどうかちょっとわからないんですけれども、精神科でも心療内科でも、摂食障害という疾患は特殊なのかなという感じがするんです。やっぱり心療内科で見る疾患の中でも摂食障害というのは一番対応が難しくて、摂食障害を診られたら、まあ心療内科の患者さんというのはたいてい診ることができますよと、逆に摂食障害を診られなかったら、他のもちゃんとは診られませんよと、そういうのをまだ新米のころに聞かされてたんですけど、僕もまあ今そういうふうには思ってるんです。それが今ちょっと医療刑務所に勤めるようになって、精神科の先生たちが他の精神科の疾患に対する見方とか対処法を摂食障害にあてはめて、何というか、そういうふうな対応で、それまで摂食障害を診ていこうとされてきたようなんだけど、それでは難しいのだということが、客観的にはっきりと見えてきたりするんですね。

松木　はい。

瀧井　だから、摂食障害という病気が、なぜ特殊、どういうところが特殊なのかというと、その患者さんの中で今何が起きてるのかということをずっと見てて、起きていることに刻々と対応していかなければならないし、患者さんはいろんなことを言ってくるんだけど、それに対してしっかり対応していかなければならない。そういうふうなことをやっていかないと、太刀打ちできないというか。

鈴木　はい。

瀧井　他の病気だったらコースが描けるというか、まあたとえば統合失調症なんかでも、こんなふうなコースがあって、だからそれに対してこういうふうに対応してというのが、僕は心療内科医なので統合失調症のことはよくわかりませんけど（笑）何かそういうのがさーっと描けるかも知れないけど、摂食障害というのは何か一人一人違って、その時その時で対応していくみたいな、そういうのがあって、まあそこが面白いところでもあるし、そういうところが苦手な人は、難しい人は難しいのかなという感じがあります。だから要望としては、摂食障害というのはちょっと違うんだということをまずしっかり認識して、覚悟を持って対応してもらいたい。たとえば摂食障害の人は、すごく一般には嫌われますよね。

鈴木　確かに嫌われますね。

瀧井　その嫌われるのには、何というか、その人にしてみればそうせざるをえないような、それで自分を必死で守ってるところがあって、たとえば非常に頑固であったり、嘘ついたり何かするわけですけれども、その人にとってみれば、そうせざるをえないというのがあって、そういうところをこちらが認めてあげないと対応できないですね。理解することもできないし、受け止めてあげることもできない。そういうふうに摂食障害というのはちょっと特殊な形であって、そのことを理解するということをまずしてもらうと、もっと見えるようになるんじゃないかなと思います。

松木　一般の精神科の患者、たとえば統合失調症にしろ、あるいは神経症的な人にしろ、そういう人たちは、自分の苦痛とか不安を私たちに提示して来ますね。それが妄想的なものにしろ、実際的な感覚の不安にしろ、言い換えれば、客観的に言えば妄想かもしれないけど本人は主観的に現実と思っている、そういう自分の心的現実[168]に苦しんでいて、それを「どうにかしてくれ」と私たちのもとに来るのが、一般

(168)　客観的な存在のもつ現実と対比的な、主体がこころの中でもつ現実についての総称。一般には主観的な体験についてこの言葉を用いることが多いが、精神分析では無意識的な空想に関連した主観や空想についてこの言葉を用いることが一般的である（『精神分析事典』より）。

の精神科の患者ですね。

瀧井 うん、うん。

松木 ところが、摂食障害の人たちは自分の心的現実を隠すじゃないですか。そして、その苦しさをストレートに出しません。そこがずいぶん違います。普通の精神科医は、そういう心的現実からの苦しさを医者に自分から提示して来るのが患者だと思っていて、摂食障害はそうしないもんだから、今までの関わり方が全然通用しなくて、どこから関わっていいのかわからないのですね。そこのところで動けなくなるっていうことが起こっているところは、確かにあると思います。

瀧井 うんうんうん。

身体に対するアンビバレンスと母親に対するアンビバレンス

松木 ちょっと話ははずれるんですけど、臨床経験のまだ少ない心理士とか精神科医が、精神分析的な精神療法、心理療法を始めようという訓練(169)のときにケースを選びますね。私はその時に摂食障害は避けさせるんです。というのは、やっぱりオーソドックスなサイコセラピー・ケースというのは、自分の抱える不安や苦痛を自分から率直に訴えて、私たちに何らかの手助けを求めてくるという、そういう前提を踏まえられる人たちに実践するものですから。ところが摂食障害の人は、私は自分

(169) 精神分析的な治療を身につけるための訓練は次の三本の柱からなる。ケースを上級者の指導のもとにみる(スーパービジョン体験)。治療者自身が精神分析を体験する(訓練分析)。精神分析理論や技法の学習(セミナー等の参加)。

の問題に触ってもらいたくないし、あなたを信用することもできないんだという姿勢から、問題を自分から吐露してきませんね。だからトレーニングに向かないんです。基本技法の学びにならないんです。そういう意味で、いわゆる一般的な精神的な疾患との違いは明らかにあると思います。その一面を凝縮して、一言で倒錯性と私は言っているところなんです。

鈴木 ただ、言葉では言わないですけど、身体で表わして来てますよね。

松木 うん。でも身体で表わして来ている身体について「問題ない」って（笑）本人は言いますよ。

鈴木 本人はですね。『心が身体を裏切る時』[170]っていう摂食障害の本があるんですよね。

松木 ああ、そうなんですか。

鈴木 このタイトルは本当にそうだなと思いますね。身体を全く無視しますから。私、本人たちの身体に対する態度っていうのは、母親に対するアンビバレントな態度と何か一緒じゃないかな、というのを思うんです。

松木 うーん。

鈴木 すごくやせさせて痛めつけて、という状況で、身体は悲鳴をあげてるのに、悲鳴をあげてないんだ、というふうにして動くんですけど。母親とのやりとりを見

(170) キャスリン・J・ゼルベ著、藤本淳三訳『心が身体を裏切る時――増え続ける摂食障害と統合的治療アプローチ』（星和書店、一九九八）

ても、何かものすごく希薄だったりとか、本当は求めてるのに、本当は大事にして欲しいのに、拒否をしてしまう、というやり方をするというところで、何か彼女たちの母親との関係というのが身体との関係にも表われてるかなということを思います。

松木　なるほど、それはなかなかいい考えですね。ぜひそれは論文に書いてもらいたいですねぇ。確かにその通りだな、母親に対するあの残忍な扱い方は、確かに身体に対する扱い方と一緒ですね。

鈴木　残忍なんだけど、でも本当は求めてるんですよね。

松木　そう、離れきれないからですね。あんまりアドバイスと関係ないけど（笑）。

鈴木　そうですね。

患者さんと家族に伝えたいこと

松木　患者とか家族に何か伝えておきたいことはないでしょうか。本として仕上がるときに、この辺は必要なところでしょう。まず、治療者を選びなさいっていうのがあるんじゃないですか（笑）。

鈴木　でもその治療者を選ぶのも本人の否認のあり方というか回避のあり方の一つ

なので。

松木　そうですね。治らないで済む治療者を選ぶ。ブラック・ユーモアらしくなってきました。でも確かに、摂食障害の患者によっては、治療に行ってるのが単にアリバイのために、自分がちゃんと治療に前向きに取り組んでいるという家族へのアリバイ作りだけのために治療に行っているケースがありますね。本人がそう言いますね。

鈴木　そう、そうなんです。「ここに来てれば家族が何も言わないし、安心してる」って。

松木　そう。そこがまた難しいところですね。

自分が本当は何を求めているのか

鈴木　それを考えると倒錯ですね、確かに。向き合うのがそれだけ怖いんでしょうけど。でも患者さんに対しては、自分が本当は何を求めてるのかちゃんと見ましょうよっていうことに尽きるかなって思います。

松木　そうですね、自分の人生を真剣にもう一度考え直してみようということを伝えたいですね。

瀧井　患者さんはこういう病気になって、どうなんですかね、悲劇ばっかりなんですかね。こういう病気になることによって得たものというか、そういうものっていうのはどうなんですかね。

松木 ある程度自分の病的なあり方を見ることができて、そこから移ることができた人は、学ぶことがあったと思うんです。

瀧井 うーん。

松木 だけど、そこに入り込んで全然出られない、ずっと過食・嘔吐といった状態の人たちは、こんなはずじゃなかったっていう悔いのままで、しかしその悔いを受け入れられないまま、他罰に終始しているのじゃないかなと思います。だから、これこそがいいものだと思ってつかんだものが、そうじゃなかったんだけど手放すこともできず、別のものに向かい直すこともできないまま、人生が過ぎているように、私には思えます。

鈴木 ある程度治った方は、懐古的に、この摂食障害というものが自分にとって何だったかというのは見ることはできるように思います。ある人は、これをしてなかったら自分は死ぬしかなかったって。だから死ぬ代わりに、代わりにというか死なないで済んだという意味では、摂食障害という方法で助けられたっていう部分はあるんだっておっしゃっていました。その治療を終わる前に、こうやって楽しめる人生があるんだっていうことに、今は気づけたけれども、その時はもう本当にこれしかないって思ってたんだ、というようなことをおっしゃられました。もう絶望的だったって。でも、そこからどう抜け出すかというところ、本人は混沌とした中でさまよっているので、治療者がそこに伴走していって、本人が自分の人生というのを考えることができるようになったときに、この病気にしがみついたそのときを振り返ることができれば、「ああ自分にとって、こんな意味があったんだ」と気づくことができるのだろうと思いますね。

松木　うーん。治りきれない人は、一つの表現をすれば、自分で自分を洗脳し続けるしかない人のようにも思えるんですけどね。

鈴木　そうですね。

松木　つまり、過食・嘔吐を繰り返している現在のあり方をしていないと、もっと悲惨なひどいことになるから、今の自分はまだましなんだというような、自己洗脳をしているしかない状態に入ってしまうんじゃないかと思います。それで、時にやっぱりこれではいけない、まずいと思って、治療に来る人がいますね。かなり長いあいだ治療を受けてない人が、三〇代になってから、つまり発症してから一五年、二〇年経ってやってくる人がいます。だから生活全体の様子を含めて「あなたはこういうところが病気ですよね」って話していくと、「それは確かにそうだ」ってよくわかっています。だけど、「だから、十分な治療をするために入院することが必

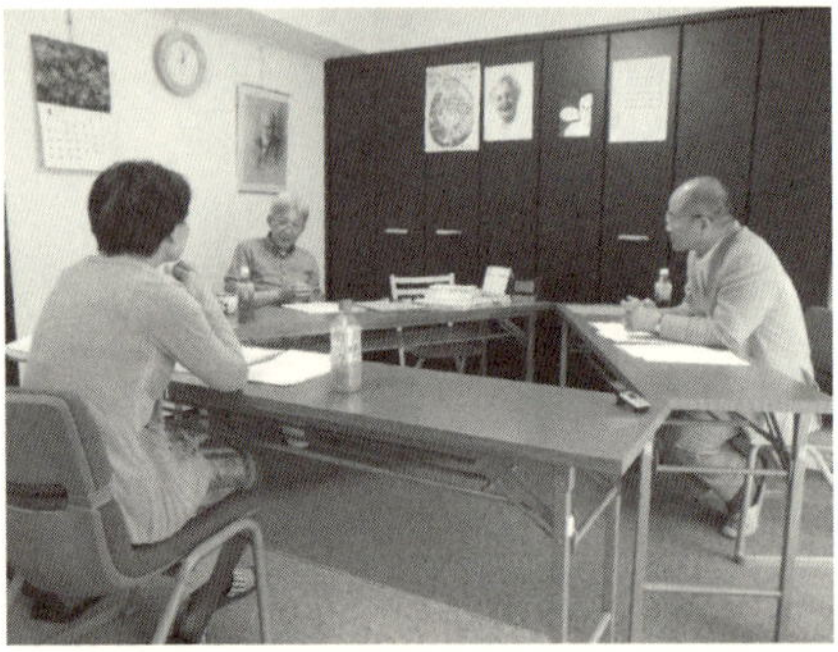

要だろう」といった話をすると、「いや、やっぱり自分はそこまでできない」とか言って、治療は受けようとしない、やっぱり元の生き方に戻ってしまう人たちが少なからずいますね。

鈴木 はい。

松木 瀧井先生、何か言いたいことがあるんじゃないですか。

瀧井 ははは（笑）。

松木 話はないですか、何となくそんな表情に見えたけど。

瀧井 頭が大分疲れてきて、さっき予防のところでパスしてしまいましたが、今からでもいいですかね。最後の力を振り絞って……。

こころを育てる過程の大切さ

予防というのは、摂食障害になる前に、ならないように手を打っておくということでしょうが、簡単な、マニュアル的な予防法というのは思いつかなくて。予防と言えるのかどうかわかりませんけど、やはり、なぜ摂食障害という病気が生じるのかという、根本的なところに働きかけるような対応が必要なのではないかと思うのです。さっき摂食障害が起きやすいような社会のあり方というようなことを言いかけて、その後で松木先生が、社会は進歩している、それについていけない人間の側の問題だと言われた。それは全く同感です。こんなふうに社会は進んでいるのに、新しい社会に人間が対応できないでいることによって必然的に生まれたのが、摂食障害などのこころの病気ではないかと思うのです。社会の進歩を止めるということはできませんから、それに人間が適応していく方策をより積極的に考えて実行することが必要であって、それが人間の幸せにも、ひいてはこころの病気の予防にもつながると思うのです。

今、知識を増やすための教育は、過剰と言えるくらいになされています。しかし、人間がうまく生きていけるためにそれがどれだけ役に立っているかと言うと、無駄な部分が大きいのではないかと。本当の意味でうまく生きていけるためには、もっと別な知恵が必要なのではないかと思います。ここのところで今私が思っているのが、前に取り上げてもらって話題にしてもらった、人間としての「実力」を身につけるということなのです。もっと具体的に言うと、若い人たちが現実原則を取り入れていく過程をより有効に援助できる方法を考え出して、その援助がこの社会の中でもっと普通に行われるようになってほしいということです。

さきに、「実力」に関連して、快感原則・現実原則の話をさせてもらいました。子どもは快感原則により生きていますが、思春期になると徐々に現実原則を取り入れていきます。それは彼らが大人として生きていけるようになるためには是非とも必要なことなのですが、健全な現実原則を培うことがどのくらい大切にされているかということは、育つ環境によって全く違っていて、運任せのようなものだと言っても過言ではありません。現実原則を受け入れるには痛みや悲しみを伴いますから、情緒的なものも含めて周囲のきめ細かい援助が、重要な役割を担っていると思うのです。柔軟な現実原則がうまく育たなかったという問題が、摂食障害などのこころの病気の発症のベースにあるように思われるのです。

若い人に限らず現代人に求められていることの多くは、その人が現実原則でもって行動することができるということを前提にしているように思われます。社会が進んで人間に自由が与えられるとともに、人間には、自分のことを自分でちゃんとできないといけないという責任が、出てきたのではないでしょうか。昔の社会であれば、自分のことが自分でできない人であっても、社会の強力な枠やしがらみなどによって、行動は外から規制され、やらなければならないことはある程度強制的にさせられますから、問題は大きくならずにすんだと思われます。ちょうど、摂食障害の人が入院して行動制限の枠に入れられれば、大きな問題は目立たなくなる。つまり、その枠によってするべきことがしやすくなり、問題行動も起きにくくなる。しかし、退院してしまえば枠ははずされ、自分のことは自分でできなければならなくなります。ですから、自主的に生きる権利を与えられた現代人は現実原則というものを自分の中に取り入れて、自分で自分のすることに責任を持つことを求められているのです。しかし、それは単に知識を授けるというような単純なことで実現できるのではなく、こころを育てる、人間を育てる過程であり、極めて人間的なことなのです。どのようにして人間のこころは育つのかということが、もっと本質的に理解される必要があります。こころを育てる、人間を育てることの大切さが、まだまだこの社会には、浸透していないのではないでしょうか。

こころの実力の乏しい、現実原則が機能しないで摂食障害を発症した人たちの治療をする時に、単に症状を改善するだけではなく、それらを養うことに力を入れています。症状に対する治療よりも、むしろ、こちらの方が、治療の本質ではないかと考えることも少なくありません。摂食障害の予防としても、親や社会が子どもを育てる時、本質的な意味でこころが成長できるための育て方や教育がなされるようになることが、大切なのではないでしょうか。そういうこころの問題をもっと大切に考えるような、社会全般の価値観の変化があればいいなと思っています。これは社会への要望ですね。

松木　瀧井先生、大事なお話をありがとうございます。こころを育てる、悲しみもそれとして体験できる健康なこころを育てることが、摂食障害という病にかぎらず、こころの病の予防に社会全体で考え心掛ける必要のあることなんですね。

鈴木　瀧井先生のおっしゃるように、こころの成長ということを考える育児や教育が必要だと私も思います。学力偏重ではなく、もっと個々の子どもに沿った関わりがあるといいなと思います。そこでは、適度な傷つき体験も必要でしょうし、それは現実原則を受け入れていくきっかけにもなるわけですから、そうした体験とともに、その傷つきを抱える環境――家庭や社会――が必要なのだと思います。言うは易しなのでしょうけど、社会への要望、期待としては言っても許されますかね。

患者さんたちには、ありのままの自分を受け入れましょうと伝えたいですね。理想的な自分でなくても、平凡な自分であっても悲劇にはならないということを知ってほしいと思います。

松木　最後に、鈴木先生、今日の鼎談を振りかえっていかがでしょうか。

鈴木　若輩の私が最後にお話しするのは僭越ですが、お言葉を頂戴しましたので、鼎談を振り返って若干の感想で、まとめとしたいと思います。

今日ここで、松木先生、瀧井先生と鼎談という形で一緒にお話をすることができて、大変勇気をもらった気がします。摂食障害の治療に携わっていると、ある意味、孤立感であるとか、無力感にさいなまれます。それは患者さんの病理の投影ということだけでなく、実際に医療の中での経済原則であったり、周囲の医者からの批判だったりにさらされるからと思うんですね。患者さんからも、ご家族からも常に「治らないじゃないか！」という厳しい目を向けられますし、患者さんの行動化が激しければ、「なんとかしてください！」とスタッフから責められもします。そうして四面楚歌の思いを抱かされてしまいます。それでも、治療をお引き受けした以上、なんとか治ってほしい、摂食障害という病理を放棄して、その人がその人らしく生きていってほしい、そんな思いでいるのですが、それも私の自己満足にすぎないのではないかと思うこともしばしばです。けれど、摂食障害という病理を持った「人」に、向き合っていこうと考えて治療に取り組んでいる治療者がいることをこうして知り、語ることができたことによって、私の独りよがりな思いと感じなくてよいのだと安心し、心強く思いました。ありがとうございました。

悲劇は手放すべき

摂食障害治療の細かいアプローチは、三人三様であると思いました。各々個性を活かしたスタイルになっているのかもしれないとの印象を持ちました。どのアプローチがよいということではなく、どのアプローチであっても、患者さんが健康な身体と健康なこころを取り戻すための道のりを伴走していくための工夫なのだと感じました。患者さんの病理に迎合するのではなく、病理と対峙し、摂食障害を患ったその人のこころを理解していこうとする姿勢を堅固に持っていることは共通すると思います。それは、その人を抱えるという、本当の意味での受容と共感だと思うのです。それと、松木先生も瀧井先生も、彼女たちが好きなんだと思います。松木先生は言葉の上では否定されておられますけど、基本的には好きなんでしょう。真剣に生きるがゆえに、苦しみと出会い、葛藤し、それに耐えられなくて、自分の問題を回避したり、否認したりせざるをえない悲しみを持った彼女たちに、なんとか病を放棄して本来の姿を取り戻してほしいという思いを強くもっているのではないかと感じました。摂食障害は、行動の病ですけど、その本質はこころの病です。表向きの症状だけ取り除いても、治癒するものではないとのことをあらためて思います。松木先生が書かれた摂食障害の本のサブタイトルに、「創られた悲劇」(171)というのがあります。そこからの連想ですが、フロイトが、「ヒステリー研究」(172)の中で「あなたはヒステリーのせいで痛ましい状態にありますが、それをありきたりの不幸な状態に変えるだけでも多くのことが得られます」と患者に答えると書いているのを思い出しました。このことは、摂食障害の治療でも言えることなのではないかと思います。人は、生きている限り悲しみと出会うし、傷つきもします。不幸を体験します。同時に喜びや嬉しさとも出会います。幸福を味わうこともできるのです。けれど、摂食障害という悲劇の状態でいる限り、生きている喜びと出会うことができないのですから、悲劇は手放すべきなのです。一緒に病気の部分と戦う同志として、

(171) 松木邦裕『摂食障害というこころ——創られた悲劇／築かれた閉塞』(新曜社、二〇〇八)
(172)『ヒステリー研究』フロイト著作集7(人文書院)、全集2(岩波書店)、ヒステリー研究(ちくま学芸文庫)

そのことを、患者さんにはここでお伝えできればと思います。そして、治療者には、摂食障害の表向きの症状に翻弄されずに、そのこころと向き合ってみませんか、と言いたいですね。きっと、人のこころの深さを教えてくれるでしょうし、生きる意味を考える時間を与えてくれます。それは、とても貴重な体験でもあると思います。この鼎談が、患者さん、治療者双方にとって、こころと向き合うきっかけになってくれれば嬉しいです。

松木　ほんとうにそうですね。そう思います。瀧井先生、鈴木先生、今日は長い時間をありがとうございました。

補遺

摂食障害の精神分析的な理解とアプローチ

松木邦裕

1　はじめに

本日は精神分析に基づいた摂食障害の理解と治療をお聞きいただきたいと思います。(*)私は今日まで一貫して精神分析の視点から、摂食障害という病態を検討してきました。

皆様もご存知かと思いますが、精神分析にも幾つかの学派がございます。米国自我心理学派、米国自己心理学派、仏蘭西ラカン派等が著名なところですが、私が拠って立つのは、英国対象関係論、なかでもクライン派、とりわけ精神分析家・故ウィルフレッド・ビオン（Wilfred Bion 1997-1979）です。

ただ、私が摂食障害の治療に専心していた頃には、彼らの手になる摂食障害を対象にした論文や著書はほとんどありませんでした。ですから私は、摂食障害の表す病理現象、より正しくは、彼女らが隠す現象を、臨床経験の中で感知し、理解を試み、治療法を確立していかねばなりませんでした。そのとき何より重要なことは、性倒錯の場合と同様に、隠蔽されがちな現象から彼女らの病理の真実を、こころの真実を見出すことにありした。その総括として、二〇〇八年に『摂食障害というこころ』と題した著書を出版いたしました。今から述べますことも、そうした私なりの歩みのまとめといってよいものかと思います。ちなみに私の臨床の場は、もっぱら精神科病院でした。つまり心療内科や小児科、さらには精神科でも治療を断られた人たちでした。その人たちとの保護室、閉鎖病棟、開放病棟での治療経験です。

摂食ややせの問題から受診してきた人たちに会うときには、その診断の確定は極めて重要です。そこに治療の枠づけや予後の見通しが生まれるからです。このときには症状水準に止まらず、必ず精神分析的視点からパーソナリティを見立てなければなりません。

しかしながら本日は時間の関係で、診断にくわしく言及することはいたしません。これから取り上げます摂食障害は、「中核的な摂食障害」と私が呼んでいる人たちです。

死に至りかねないまでやせを希求し続けるか、食の制限に挫折し、過食に向かい、多くは自発嘔吐、下剤濫用に嗜癖し続ける、その当初は若い女性たちです。

2　摂食障害の患者とは誰なのか

彼女らを、「永遠の絶対的自信とやすらぎを手に入れようとして、それらを手に入れるための作業に瞬時も休むことなく追い立てられ続けている人」ということができるかもしれません。彼女たちが見出した、この自信とやすらぎを手に入れる唯一無二の解決法が、からだを支配して、よりやせたままでい続けることなのです。格段と特別にやせていることが、有能さや万能を実感するとともに、まわりの人たちに優越を感じ、強く羨望させることが永遠にできそうなのです。

(＊) 本稿は、第一六回日本摂食障害学会学術集会（東京　二〇一二年一〇月六日）にて「摂食障害の精神分析的な理解とアプローチ」と題して行った講演に部分的に修正を施したものです。本講演の機会をくださいました大会会長 国立国際医療研究センター国府台病院心療内科・石川俊男先生にここに改めて感謝申し上げます。

しかしながら、彼女らの理想は空想的願望であって、現実は異なります。その空想を現実化しようとすることは、その人自身の生きた生体としてのさまざまな生理的な生命活動をその限界以上に削除、弾圧し続けることでもあります。このため、何か食べたい、つまり飢餓感という自然な欲求でありながらも切実な本能的衝迫（いわば、内側からの突き上げ）は、絶え間なく自分自身の内から彼女を襲います。こうした結果、彼女は食べ物のことを絶えず思い浮かべることとそれらを断固退けることの壮絶な格闘を、こころの中で不断にしなくてはならなくなってしまうのです。

この状況においては一瞬の油断もなりません。やせを切り崩してしまおうとする本能衝迫に対処していくには、頭脳は常に清明であらねばなりませんし、食べたい誘惑に引きずり落とされてしまうことは彼女としては絶対に避けなければなりません。このようにして自信とやすらぎに棲むはずだったのが、喪失の恐れと底無しの絶望への転落の恐怖が切迫した刹那を重ねて生きるだけになってしまうのです。彼女たちは、「自分が周囲を魅惑しても、（自分の内側から衝迫してくる欲動を含めて）外部の何ものにも自分は魅惑されない」、ゆえに周囲の人たちが彼女を羨望しじらされているはずなのに、気がつくと自分自身がじらされ羨むしかなくなってしまっている人たちなのです。

3　摂食障害は摂食の病ではない

まず注目していただきたいことは、すでに述べてきましたこの病の本態からわかりますように、〝摂食障害とは摂食の病ではない〟ことです。私が思うに、このことこそがこの病気についての認識の基本中の基本です。このことが理解できていない治療者にはこの病の治療はできないと思います。

拒食、食物の偏りやカロリーへの著しいこだわり、奇異な食べ方、盗み食い、食物の過度な保存、自己誘発の嘔吐といった摂食にまつわる病理は、やせておくための方法もしくは方法の混乱に過ぎません。過食のみが、その本質は生理現象です。

では、やせておくということは何か。これは、行為、あるいは行動です。一般に行為・行動というと運動や制作など何か外に働きかける動作を思い浮かべますが、彼女らの場合にはこの行動のあり方がその特徴なのです。おもに制限や排除をする、つまり抑える・削るというからだを絞る、言わばみずからのからだを強引に彫刻するような行為・行動によって、為し遂げようとするものなのです。

ですから、このからだへの支配的な行為からの派生物としての行動、たとえば過度に運動をする、睡眠を削る、料理を作って自分は食べず家族に食べさせる、嘔吐、やせ薬や下剤を大量に使う、かんしゃくを起こすといった行動も、その余波として見られるのは当然の成り行きです。

このように摂食障害とは、その本質はやせ希求からの「行動の病」なのです。

こうした行動の病、なかでもこころに葛藤を抱えておく、すなわち、いろいろ考え悩みながら解決を生み出そうとすることの代わりに、そうしたこころの苦悩や苦痛を悩まず行動――たとえば、自傷、過量服薬、ひきこもり、暴力、薬物嗜癖等――で、すべて消滅あるいは排泄させて処理してしまおうとする人たちを、今日では私たちが〝パーソナリティ障害〟と呼んでいるのはご存知の通りです。

私は中核的な摂食障害とは、自分自身を理想化しその万能感や孤高感に浸っておこうとする、だが実際はひどく孤独で喪失に怯え、無能と無価値の感覚に苦しむ、重篤なパーソナリティの病理を抱える人たちと考えています。その意味、摂食障害とは、自らの手で創られた悲劇であり、築かれたこころの閉塞なのです。

4　なぜ、やせておくことなのか

ではなぜ、他のことではなく、やせておくことなのでしょうか。それはおそらく彼女らが、快としての身体感覚に、もっと限局して言えば快としての筋肉活動の感覚に、敏感だからであると思えます。

身体からの本能的な快感には主に三つの源泉があります。ひとつは食べ物を味わう味覚です。ちなみにあとのふたつは、性の快感と排泄の快感です。彼女らに関して言えば、食の快感、つまり味覚には鈍感です。彼女らの特徴は、食べる楽しみを容易に排除するところです。摂食後のカロリーや体重といった細かな数字だけが問題なのです。過食の場合でさえも、やけでむさぼり食べられており、味わいはありません。あえて味わいなく食べているという方が適切でしょう。彼女らのなかには長年の嘔吐で歯全部がぼろぼろの人が少なくありません。彼女らが食べる快感に浸る人たちであるなら、こんな事態を放っておかないでしょう。

人のもうひとつの快感の源泉は、性感覚です。彼女たちからは性感も排除されます。拒食症には性的発達を拒否する禁欲主義や成熟拒否があるとは古くから言われ、かつてはそれが本態であると見られていました。私の知るかつて摂食障害（拒食症）だった今では五十を越えたある女性は、若いころから早くおばあさんになりたかった、やっとおばあさんになれてきた、これで安心と言いました。

限度を越えてやせることは、代謝量や体温を下げ心拍を落とし月経を止め、身体の生理能力を落とします。危機を感じた生命体である身体は、次世代を産出する生殖に関わる機能や活動は中止させ、その個体自身が生き延びるための生命保持の器官の働きだけを残そうとします。性機能は削られるのです。この身体状況は、性感を消すのに圧倒的に有効です。また思春期の私たちの空想や連想は性的なものに結びつきがちです。こうした空想や連想を制限しているのが彼女たちの特徴のひとつです。こうして厳密に性的な興奮は抑えられます。

残るひとつは、排泄の快感です。彼女たちは、ひとつの見方をするならからだの削除活動でもあるこの排泄の感覚と活動を好んでいると私は思います。この排泄という行為は筋肉活動ともっとも結びついているものです。

ちっちゃい赤ちゃんは排泄物、すなわちうんこを自分の一部ゆえにそれで遊んだり母親にプレゼントします。このように排泄とは、（赤ちゃん的には）そもそもは下腹や肛門の筋肉活動によって自分の身体の一部を切り離すことなのです。やせることは、この筋肉を使って削る快感、排泄の達成による快感をもたらします。この肛門‐筋肉快感への固執に、やせを選ぶ理由があるように思います。

彼女らはやせていても排便にはひどくこだわりますし、大量の下剤で何度も下痢し、便を噴水のように排泄し続けようとします。また口腔内が切れたり苦痛をともなう嘔吐を繰り返して排泄しようとすることには、口が倒錯的に肛門化していると言えそうな、排泄の快感が持ち込まれていることをうかがわせます。彼女らは排泄の快感には貪欲なのです。

それに加えて、快感ゆえの排泄の徹底とその徹底が社会的に評価される清潔感は、食べる快感つまり「いやらしさ」や性の快感つまり「いやらしさ」への固執とは逆に、母親の賞賛に値するものでもあります。こうなると排泄の快感は、彼女にとっては付加価値を持つようになるのです。

もうひとつの大きな特徴として必ずあるのは、彼女らは肛門括約筋的な「しまり屋」、つまり極度にけちなことです。「けち」と「几帳面」と「わがまま」を肛門的筋肉活動に基づいた性格特性とする見方がありますが、彼女らにはそのままあてはまります。彼女らはもともと几帳面ですが、発病すると自己中心的にひどく几帳面になりますし、それまでのよい子から一転して、わがままになります。

こうした彼女らに優勢な内部感覚である排泄的、筋肉快感的あり方が、その感覚を賦活する「やせていること」に注目させ、こだわらせるのでしょう。ところで、この内側の肛門的な感覚こそが彼女らがこの病を手放せないこと、すなわち倒錯性にも深く関連しているのですが、それについては後に触れることにしましょう。

5 何が彼女をこうしたのか

それにしても、どうしてやせておくことをこんなに求め続けていなければならなくなったのでしょうか。それには発病前の彼女らがどうだったのか、そこに何が起こったのかを見てみる必要があります。

この病は、早ければ思春期に入る頃から以降に始まります。もしもっと幼い年齢の時期に拒食が始まっていたとしたのなら、それはここで述べているような摂食障害ではありません。たいていは食事・食物の恐怖症かヒステリーと呼ばれる病態です。

では、なぜ思春期以降にこの病が現れてくるのか、あるいはやせていようという堅い決心が彼女らに起こってくるのでしょうか。それは彼女らが、精神的な拠りどころがまったくないとの感覚にあるからのようです。すでに述べたように彼女らの場合には、始めてみるとやせていることが、失っていた自信を一気に取り戻させ、それ以上の満足をもたらし始めるのです。

それではどうして、彼女らは思春期にこれほどまでのみずからへのひどい拠り所のなさ、アイデンティティの拡散を感じるのでしょうか。それは、思春期・青年期と呼称される、脱皮という表現があてはまりそうな成長的変容の時期が含むこころやからだの発達課題とつながっているようです。

思春期になりますと、幼稚園児や小学校のなかばまでの頃とは違い、子どもたちはそれまでのおとなによって枠付けされた調和的に均一な価値観や自己意識から変わって、個人それぞれの内側に湧いてくる感覚に基づいて関心を抱き、考えふるまうようになってきます。ある子はバレエに打ち込み、またある子は文学に没頭し、別の子は音楽に夢中になるとさまざまです。こうしてたとえば意図的に編成された学級のような規格的集団は全体としての調和的まとまりはなくなり、各人がみずからの関心を軸に能動的主体的にグループ化していきます。

このとき摂食障害になる子はその状況を、自分の拠り所を失ってしまう拡散と体験し、熱中して関わるところを持てずに取り残されてしまうか、上辺だけどこかのグループに所属します。いずれにしてもこころの中では、これまでのようには何もできない自分に愕然とするとともに無力で孤独な自分を強く感じるのです。

彼女らと話していて気づくのは、彼女らが小学校四、五年のころまでのクラス集団の整然と調和ある一体感を理想的と見ていることです。彼女らはそのころはリーダーか優等生だったことも多いものです。その素晴らしい自分やその自分と和をなす周囲との関係を取り戻す起死回生の方法が、人並みを超えてやせることなのです。

もうひとつ知っておきたいことは、発病したあとの彼女らは孤立しており、みんなに馴染むことができないとのことです。このことは、児童期にはみんなとよく溶け込んでいたように見えていたときが本当はそうではなかったのではないかという疑問を提起します。彼女らはリーダーか優等生でしかそこにおれなかったのではないか、さらには彼女らが調和していたのは、母親や先生の眼を見てのことであって、子ども同士の気持ちのつながりからではなかったのではないかとのことです。

また思春期・青年期は恐ろしいほどの巨大なエネルギーで衝迫してくる内なる何か、それは生物としての欲動や本能と呼べるものですが、自分の内側からの不気味な衝迫との格闘が勃発するときです。深層心理的には前述した思春期の青年の没頭は、この内なる力と折り合いを付けるためのこころの苦闘の外から見える部分でもあるのです。

ほかの思春期の子どもたちと同様に、いや、そうした子どもたち以上に、彼女らはこの内なる衝迫に脅かされているのです。そして彼女らはこの怯えをほかの子たちと分かち合うことができません。もちろん、親や先生には本心からは話せません。独力でこの恐怖を根底から解決してくれそうに体験されるもの、それがやせることなのです。

やせていることが唯一、なくなってしまっている理想の自信ある生き方に自分を戻してくれるにちがいないはずのものだから没頭し始めたのです。それがそうではないとしたなら、そこには絶望、もしくは破滅以外何もないのです。

6 もともとの不安は何だったのか

やせておくというやり方ができなくなる、つまり行為による不安を消し去る防衛が崩れてしまいますと、これは実際には食べ始めて、あるいは吐かなくなって太ってくることなのですが、食べ続けて太ってきますと、彼女らは抑うつをともなった強い不安を露わにします。

「自分のなかがからっぽ」、「自分には何もない」、「空虚でむなしい」と語ります。自信をすっかり失くしているため、引きこもります。またためそめそとなったり、死ぬことを考えます。それで自分を傷つけたり、あるいはそのつらさから家のなかでものや母親にあたったりします。

私は、この「自分には何もよいところがない」との強い無能感／自信のなさこそが、彼女らが幼いころ――乳児期――から抱えていた根源の不安であると考えています。自分の存在は誰からも喜ばれも認められもしない、それは自分にまったくよいところがないからだという絶望的で恐ろしすぎる思いにまつわる感覚です。ここには、母親に自分は受け入れられなかったし本当には好かれていなかったとの幼い頃の抑うつ的な主観的体験があるようです。

それはまた、その幼い頃に母親らの手助けや支えが感じられないところで、ひとりで自分の内側から突き上げてくる本能的欲動を抱えねばならないし、ときにそれにつぶされてしまったとの、自分というものが壊れる破局的な体験に基づいたひどい怯えの感覚をこころの中に抱いているとのことでもあります。内からの衝迫や強烈な感情で自分がつぶれるという破局をこの子は恐れるようになったのです。こころの発達の乳児期の痕跡がこのように残っているのです。

この抑うつ的で絶望的な恐怖は、その後の成長のなかでは利発で優秀な子、自分で何でもやっていく手のかからない子などといった、表面ではうまくいっているが人とは距離が置かれた在り方に覆われて問題を現すことにはなりませんでしたし、この子自身もこの苦痛な感情に自らの中で触れたり、母親らにそれを表そうともしてきませんでした。

しかし行き詰まりは思春期に急速に、あるいは徐々にやってきて、彼女らはそれをやはり一人で解決するしかないと、やせという自分のドラスティックな変容を企てたのでした。

それはからだを、乳児期に不快な感情（苦痛）を泣き喚いて自由に排泄してきた具体物としてのこころと同じように、具体物として万能空想的に自在に支配してしまおうとする姿勢です。こころとからだとが同じ具体物であった乳児の頃の心的活動の痕跡が復活してきたところです。ゆえに私はこれを、「身体‐精神病」と呼んでいます。

7　やせておくという解決にならない解決を手放せないのはどうしてなのだろうか

述べてきましたように「やせること」、「やせておこうとすること」は根本の解決は何にももたらさず、こころを安らがせるどころかむしろ彼女らをまったく油断できない絶えず追い立てられている崖っぷちにいる、破局的心境に追い込みます。綱渡り、もしくは自転車操業の人生です。

彼女らがやせることに思い描いていた自分自身についての理想のあり方は、最初は達成されたようで、実際には徐々に崩壊していきます。衝動的に過食はしてしまいますし、ゆえに吐いてしまいますし、人とは打ち解けてはつきあえません。日常生活にはこころからのくつろいだ楽しみはまったくありません。過緊張が続きます。ほんとうには自信が得られていないとのことに気づかざるをえませんし、重い絶望感や空虚感はこころのどこかで確実に膨らんでいきます。

こんな風なのなら、もうやせることはきっぱりと手放したらいいのではないでしょうか。

実は、彼女たちもそれは考えているのです。彼女たちは「ふたりの自分」がいると感じます。そのひとりの自分はこのままではいけない、やせていようとするのをやめようと思っているのです。

しかし、もうひとりの自分はやせていなければと主張します。そうしないと今よりもっとひどい破滅的なことになってしまいそうなのです。ひどく太った無能な自分が想像され、もっと空虚で底知れない絶望に沈み込み、誰もいず何もできない死んだほうがましな自分になってしまいそうなのです。そこには、もう取り返しのつかない人としての破局、破滅しかありえないように感じられ怯えるのです。怯えるだけではありません。このやせを主張する自己は、やせていることを素晴らしくよいものしてとそちらへ誘い続けます。やせていくときの、あるいはやせて満足しているときの万能感に満ちた爽快感や有能感、優越感、それはうつ病の対照にある躁の感覚ですが、その強い快感を想起させ、そちらへ向かわせようとします。

現実での喪失を認めることから生じるこころの痛みや悲哀に持ちこたえるよりも、それを快感を使ってごまかすやり方を〝倒錯的〟と呼びますが、彼女らは倒錯的に、そしてこの倒錯状態を維持するには快感を注ぎ込み続けなければならないために、それらの快感を手放せなくなって、嗜癖的に求めるようになります。いわば、快感に浸り続けようとして絶望的にやせにしがみつくのです。（ちなみに、この倒錯はこころの肛門的な活動と精神分析では言われています。メルツァー（Meltzer, D）を参照。）

なお、倒錯的なパーソナリティに起こることとして、自分の在り方や行為を強く正当化し、さらには正当化にほかの人を誘い込むことがあります。これは摂食障害患者で倒錯性の強い人たちにも起こります。彼女らの病的行動を正当化し、それを喧噪し煽動します。

ちなみに、吐くこともこうした倒錯的な在り方のひとつの表現です。彼女らは過食して吐きますが、そもそもの過食そのものは食べたいという飢餓への生理的な反応として生じるのですが、彼女らの太る恐怖はこの過食を、吐くための、「吐きやすい食物のやけ食い」に変えてしまいます。そして自らの支配によってすべてを無にするという排泄の快感のために、あえてどんどん食べて飲んで一挙に吐くのです。このときの口は、浣腸液を注入した後の肛門のようです。

このように彼女らは自分自身の中では葛藤していながらも、やせを放棄することで起こりそうな無能で空虚という抑うつ的な自分になることへの強烈な怯えと、優越した自分を感じられる躁的快感に嗜癖的に浸っておきたいゆえに、結局はやせておこうとする倒錯的な自分に強く引き止められ、自分を健康な生き方に、普通な在り方に向かわせることを放棄してしまうのです。

8 治療

彼女らに、私たち医療者はどんなことができるのでしょうか。

摂食障害の治療は理論上では大変簡単です。彼女たちが家族と同じ普通の食事をほぼ同じ量家族と一緒にとり、嘔吐や下剤乱用、過活動などの些細なことに見えるものも含めたやせにつながる逸脱活動をいっさいしないようにしておく、これらを続けるだけなのです。しかしこの単純なことがいかに難しいか、関わった方たちがよく知っているところです。

摂食障害患者の治療者としての私自身の軌跡に基づく見解を述べましょう。治療は、行動のマネージメント――すなわち、治療構造の構築と維持や家族の教育――と、こころへのアプローチ――精神分析的個人心理療法――から成っています。そしてその全治療過程は、精神分析的な視座から展望されます。

この治療法のポイントを簡略に述べますと、次のようになります。

まず、やせておこうとする病的な考えや行動にまつわる彼女たちのこころの葛藤を曖昧にしておかず、葛藤としてはっきり意識させるようにすることが必要です。つまり病的な歪んだ在り方を見て見ぬふりをしたり、放置するのではなく、彼女らの問題行動を断固としてやめさせることです。

a　必要条件としての治療構造の構築と維持

そのための方法が治療構造の構築です。治療のための必要条件です。ちなみに十分条件が精神分析的心理療法です。

この治療構造が達成しようとするのは、拒食、カロリーのコントロール、過度な運動、嘔吐、下剤の濫用、盗み等の病的行為の抑止です。それと同時に普通カロリーの普通内容の食事を、他者とともに普通に食べることを最初から導入します。自宅であれば家族とともに家族と同じものを食べることであり、入院治療なら、普通食を、他の摂食障害患者たちを除いた他の患者たちと同じテーブルで一緒にとらせることです。

まず両親にこの病気の病理と予後を伝え、この構造が家庭で作れるのなら、それを検討します。家庭では困難なとき、入院治療を導入します。入院での構造化による目的達成の可能性に応じて、開放病棟、閉鎖病棟、保護室とハード面で規制できる構造を選びます。

この構造化は、要するに、彼女たちが目指していることを完全に阻止し、言わば真反対に向け変えようとするものですから、この働きかけに彼女らは激しく抵抗します。その強烈な抵抗は多様な行動で示されます。隠れて吐く、食事を捨てる、母親を脅して下剤を持ってこさせる、外出する他患者に下剤を買ってこさせる、退院や治療放棄を叫ぶ、離院を企てる、私たちに暴力を振るう、ものを壊す、自殺を企てる等、あげればきりがありません。それほど彼女らは絶望的にやせることにしがみつこうとしているのです。しかし、見方を変えれば、これほど明晰に彼女らの病理が露わになる機会はありません。

それは絶望的な悲しみでもあります。しかしそれでも、私たちは構築した構造を保持しなければなりません。なぜなら、やせの希求行動を取り戻すことは、再び悲劇の迷路に入り込むだけだからです。ここまで私は極めて単純化した表現をしていることを自覚しています。この構造の構築と維持には、状況の予測と予めの細かな対応といった細心の配慮と治療者の強い忍耐と協働が必要であることは述べるまでもありません。

このときには彼女らはもっぱらやせていようとする病気の自己を正当化し、他方家族や治療者は健康であろうとする彼女の自己を担うという、あたかも彼女の葛藤するふたつの自己を彼女自身と家族あるいは治療者がそれぞれに分けて表しているかのようになってしまいます。このままでは、本来は患者のこころの中での葛藤であるはずのものが、患者と治す側の人たちの分裂した外部対立となっています。ここに、この外在化している対立を、彼女のこころのなかの葛藤に戻すための専門家による介入技法が持ち込まれる必要があるのです。

このときの専門的介入技法として、私は精神分析的な視点からの心理療法を用いるのです。その理由は、精神分析的なアプローチこそが、患者のこころを最も深く理解し、そのこころの痛みに触れることができる方法だからです。時間はかかりますが、他の方法では達成できないこころの変化をもたらしうるからです。現代社会には、効率よく多くの人を治療すべきだとの考えがあります。しかしこれは治療者側だけの論理です。その患者個人にとっては、一度の人生を健康に全うできるようになるための時間を惜しむ必要はありません。

- 90度対面法の設定
- 頻度と時間
  治療導入期や急性・亜急性期には，面接頻度を多くし（たとえば，週3回，一回30分間），また予約外や緊急時の面接も必要に応じて行う
  病理行動の制御が成立したときには，定期面接を再構築し，50分間週1～2回とし，この構造を保持する

図26　精神分析的心理療法①
——その面接設定

- 中立性・受身性・禁欲を維持するように努めるが，治療初期には能動的な病理の暴露も必要となる
- 病者の事実を知る姿勢を保持する（安易な支持・共感に流れない）

図27　精神分析的心理療法②
——面接者の基本姿勢

ところで、ここにおられる皆さんが精神分析の専門家ではないことを私は承知しています。ですから訓練や修練を一〇年、二〇年と重ねて身につける精神分析的技法の詳細を述べることは場違いと思います。そこで、精神分析的技法からの理解と介入の有用なポイントのみを話したいと思います。

患者の病的行動が激しく、時間を置かない対処が必要だったり、こころに触れる関係が形成されていない間は、心理療法の設定はいくらかフレキシブルなものとしておきますが、治療に関する信頼関係が一応樹立された、すなわち健康な自己としての治療同盟が築かれたと判断されたときからは、固定した面接設定とします。一例をあげると、開始当初期は二〇～三〇分間の面接を週三、四回、時間の変更や臨時の面接も設定しますが、ある時期からは週に一、二回五〇分間の面接を固定します。

b　健康な自分と病気の自分の識別を助け、その両者に関わる

前述した治療的介入での対立場面の重要な点は、この関わりによって、否が応でもこころのふれあいが起こり始めていることです。妨げられたくない、そしていつも万能感に浸っていたい彼女たちは自分だけの自己愛的世界に浸っていようとしていました。しかしそれはますます彼女らを病的な世界の孤独な住人にしてしまうに過ぎません。ゆえに外の誰かが真剣に関わることがとても大切なのです。それ

基本

●聴くこと　観察すること

●解釈

図28　精神分析的心理療法③
——その技法の基本

●ふたつの自己（健康をめざす依存的自己とやせを理想化する破壊的自己愛的自己）の存在を鑑別して明らかにし，それぞれに働きかける

（健康な自分と病気の自分）

図29　精神分析的精神療法④
——技法での特異点

に、彼女らにとってもこころの深いところで誰かとふれあうことは、思い出す限りは生まれて初めてかもしれません。

ここにはある種の格闘／ストラグルとも言えそうなやりとりが続くことも避けられません。しかしこの結果、彼女たちはすでに述べた「やせていたい自分」とやせを手放して「健康でありたい自分」とがみずからのこころのなかにいることを次第に確実に認めるようになるのです。

こうして私たちは彼女の「健康でありたい自分」と手を結び、「やせていたい自分」の病的な考えや行動を彼女がきちんと識別していくのを助け、それらの病的な在り方に入らないでおれるよう、健康という普通の在り方に戻りとどまるよう援助していくのです。

ひとつだけ治療的介入の発言例を述べてみます。〈健康なあなたは食べたいのだけれど、病気のあなたは食べ出すと歯止めが効かなくなるととても怖れていますね。今のあなたは、自分自身がやせを諦めたのか、緩んでしまっているのか、どうなっているのかわからず不安なんですよね、この面接でも、健康なあなたは心細くて私に甘えたいのだけれど、病気のあなたは不安を感じることが怖くて、やせる行動で消そうという考えに入り込もうとしているのでしょうね。〉

- 共感と受容だけに終始せず，隠されがちな心的事実，行動的事実に焦点をあてる
- ふたりにとっての目標は，患者の事実を知ること，すなわち，K（Knowing）を目指す面接であることが求められる（マイナスK，no Kという交流を看破する）

図30　精神分析的心理療法⑤
——技法での特異点　その2

- 治療者への転移，どんな対象が投影されているかを知るよう努める
- いまここでの転移解釈を急がず，とくに今ここでの関係での治療者に焦点をあてない
- 偽りの陽性転移や陰性転移を放置しない
- 治療者自身の逆転移をモニターする
逆転移を知覚し，患者との体験につないで理解するよう努める

図31　精神分析的心理療法⑥
——技法での特異点　その3

c　治る手助けをする家族や治療者たちの困惑——「知らない」という在り方

私たちが彼女たちを健康に戻そう、病気が治るように手助けしていこうとするときに出会うことは、彼女が現実にはどんなふうに生活を営んでいるのか、ほんとうはどう考えているのかがわからないことです。

外来診療などで治療者たちが「おだやかな共感と受容」でもって彼女らとつきあっていますと、その場での彼女たちの発言からは、彼女らは自分自身の病気や問題をよくわかっているようです。しかしながら、しばらくしますと治療者たちは、彼女たちの語るとおりに彼女らがあるなら、彼女らのやせや脱水や肌つやが回復してもっと健康に戻ったり、家族ともより親しく穏やかに交流できるはずなのに、実際には何もよい兆しがいつまでも生じてこないことにやがて気づかされます。

まったく何も変わらないのです。むしろ悪いほうに徐々にエスカレートしていきます。家族、とくに母親への支配やイラ立ちは強くなり、患者のやせや嘔吐はさらにひどくなっていくようで、困惑しきった母親が突然治療者に会いに来てその実態をぶちまけますし、それを受けて母親の話を聞く治療者も当惑してしまいます。

これはいったい何なのでしょうか。

これは、彼女たちがやせていることを文字通り死守しようとするために、彼女らのやせにまつわる行動の実態やこころの事実を隠すという在り方から来ているのです。彼女ら自身は気がついているにもかかわらず、それらの実態や事実——たとえば、極度なやせ、拒食や節食、偏食、嘔吐、やせたい気持ち、下剤の使用、

- 病の本質につながる今の気持ち(考え, 感情, フィーリング・抑うつ・孤立感・行き詰まり感・無能感・無価値観など)を取り上げる
- 抵抗:変化への恐れ——陰性反応——を取り上げる
  改善への嫌悪, 事態がよけいにひどくなる恐れ, 破局にはまり込む恐怖, 健康な悲哀への怖れに巻き込まれない
- 乳幼児期・小児期の心的発達からの理解は必要だが, その再構成的解釈は控える

図32　精神分析的心理療法⑦
——技法での特異点　その4

カロリーしか頭にないこと、人との間がうまくやれないこと、むなしさなど——は、「知らないこと」とされてしまいます。それらの事実は確実に存在しているのですが、彼女にとっては「知らないこと」であり、私たち、治療者や家族にも「知らないこと」にしておくのです。

ときには、その上に偽ったことが付け加えられます。つまり嘘——たとえば、吐いていないで三食ふつうに食べている、体重が増えてきた、ふとってよいと思っている、お母さんと仲良くしているなど——がつかれるのです。この嘘や偽りは増えていき、彼女らの倒錯性や反社会的性質を浮かび上がらせます。

対応する治療者たちは、これらの彼女たちの知りたくない事実、見たくない事実を知ろうとする姿勢を保ち続けなければならないのです。治療者たちは、表面的な共感と受容に安住してしまわず、彼女たちの行為の実態、さらには「こころの事実を知ろうとすること」を求められます。ましてや、言わないのだから、そのままにしておこうというのは、治療者によるネグレクトです。そうした私たちの在り方を彼女たちは見抜いており、内心軽蔑しています。そして、私たちこそが、表面的な平穏な関係に気持ちを浮つかせず、彼女らからの攻撃に惑わされず、私たちの中に発生している感情や考えを吟味しながら、彼女らの事実をともに見ていく関係へと繋がねばなりません。

たとえば、次のような言語的介入があるでしょう。〈今日のあなたはブレーキがかかっているように感じます。あなたの体重が変わらないのを私たちは知っています。その理由は、誰よりあなたが知っているし、私にもわかります。それを隠していても、ほんとうは何ももたらさないことをあなたの健康な自分も、私も知っています。〉

こうした関わりで私たちが触れようとしているのは、彼女たちが抱えている真の情緒であり、真の困難です。それはほんとうの自分は、無能で無価値でしかないという絶望感や喪失感であり、破局の怖れです。これらのこころの痛みの感情を抑うつ不安と精神分析では呼んでいますが、それゆえ、彼女らは他者も自分自身も信頼できないのです。彼女らが自分だけでは持ちこたえられないこの不安を生き抜くことに、私たちは沿って行こうとするのです。たとえば、次の言語的介入があるでしょう。〈健康なあなたは、今不安でたまらなくて、その苦しさを遠くの友達に手紙で書いたように、自分のことばで伝えて、私に抱えてもらいたい。でも私があなたを内心嫌っていて頼らせてくれないのではないかと怖い思いのあなたがいますね。私の前では繕って学校のことを話してすまそうとしてしまいますね。〉

しかしながら、私は彼女らのもっとも困難な病理は、こころの倒錯にあると感じています。倒錯とは、本来は悲嘆すべき喪失に際して、哀悼に沈むことなく、過度な興奮と快感を持ち込んでごまかしてしまう在り方を言います。やせも嘔吐も下剤の濫用も倒錯の典型です。このこころの倒錯にも十分目配りせねばなりません。

9　この悲劇の困難な終幕

摂食障害は治るのでしょうか。

二十年以上の長い経過でとらえますと、極端なやせと拒食、頻繁な過食・嘔吐などの表在化している病状という点だけを見ると和らぎます。身体のみを診る治療者には、治ったように表面上は見えるところに行き着きます。

しかし何より、ほんとうの問題はその人のこころにあるのです。そのこころが、言わば治ったといえる状態にあるのか、そうではなくて、いまだ摂食障害の人特有の無能感や絶望感、破局感をこころに強く抱いているのかは、本人自身が誰よりも知っていることでしょう。そしてなおも、それをいまだ知りたくない、それだけを消してしまえばよいと思い続けている人がほとんどなのです。こうして表面に表れる病態は、アルコールや睡眠薬、下剤、利尿剤等の慢性の常用、つまり嗜癖、睡眠障害、慢性うつ病、性的乱脈、社会的ひきこもりに移行します。

私が思うには、摂食障害はこころの悲劇です。起こしてしまった悲劇は、彼女たちがそうしていこうとするように、いかなる方法をもってしてもなかったことにはできません。しかし悲劇を続ける必要もありません。その悲劇から不幸の少ない生き方へと向かう努力は、一度しかない人生においてやってみる価値のあることだと私は思います。ですから、私たちも支援しますし、彼女らも勇気をもって健康への努力を試みてほしいのです。

文献

Bion, W.（1994）ビオンの臨床セミナー　サンパウロ一九七八　7章、9章　松木邦裕・祖父江典人訳　金剛出版　二〇〇〇

松木邦裕（1997）摂食障害の治療技法　金剛出版

松木邦裕（2008）摂食障害というこころ　新曜社

Meltzer, D.（1966）肛門マスターベーションの投影同一化との関係　世良洋訳　松木邦裕監訳　メラニー・クライン　トゥデイ①　岩崎学術出版社　一九九三

エピローグ——幕を閉じる前に

鼎談は終わりました。私たちは摂食障害について語り尽くしたでしょうか。

個人的な感想を言うなら、語り尽くすためのとば口にたどり着いたところで終わりがきてしまった、というところです。これから私たちの摂食障害治療経験のよりパーソナルな深部、細部に入るところだったのではないかと思います。けれども、それは私たちが重要なことを語っていないということではまったくありません。そうではなく、三人の語りによって、摂食障害を理解するための本質的なこと、治療を行うに当たって知っておくべき基本的なことは十分提示されていると思います。それらが方法論を越えたところでいきいきと表現されているところに、この鼎談の意図は十分に達成されていると思います。

読者は、豊かな治療経験を踏まえた三者の率直な語りを通して、摂食障害の本態やその治療の実際について多くのことを学ばれるでしょう。望まれるなら、三人の臨床家それぞれの著作・著述を読まれることで、読者はさらに学ぶ機会を手に入れられると思います。

読者の中には、鼎談にしては口当たりが甘くない、歯応えがありすぎると感じられる方もおられるのではないかと思います。それは、摂食障害という現実、摂食障害治療の厳しい現実を三者が直に見据えて語っているからではないでしょうか。しかし、だからこそ、インスタントではない学びがそこから得られるにちがいないと私は確信します。読後に、それぞれの方が味わわれたものをゆっくり吟味していただけるなら、あるいは明日からの臨床経験と照らしていただけるなら、学びがもっと身近なものになるにちがいありません。

自らの臨床経験を実に率直に語ってくださいましたお二人の臨床家、瀧井正人氏と鈴木智美氏に感謝いたします。最後になりましたが、この鼎談を背後から確実に支え続けてくださいました岩崎学術出版社編集長 長谷川純さんにお礼を申し上げます。温和な長谷川さんが並々ならぬ意欲をもって福岡の地へ乗り込んでこられたことで本書は形をなすことができました。

一人でも多くの摂食障害を病む方が真の健康を目指す日を迎えることを願って、本書を閉じたいと思います。

海風がさわやかな博多の地で

松木　邦裕

著者略歴

松木邦裕（まつき　くにひろ）

1950年　佐賀市に生まれる

1975年　熊本大学医学部卒業

1999年　精神分析個人開業

現　在　京都大学大学院教育学研究科教授，日本精神分析協会正会員，日本精神分析学会運営委員

著　書　「対象関係論を学ぶ」（岩崎学術出版社），「分析空間での出会い」（人文書院），「分析臨床での発見」（岩崎学術出版社），「分析実践での進展」（創元社），「私説対象関係論的心理療法入門」（金剛出版），「精神分析体験：ビオンの宇宙」（岩崎学術出版社）その他

訳　書　ケースメント「患者から学ぶ」，「あやまちから学ぶ」，「人生から学ぶ」（訳･監訳，岩崎学術出版社），ビオン「ビオンの臨床セミナー」（共訳，金剛出版），「再考：精神病の精神分析論」（監訳，金剛出版）その他

瀧井正人（たきい　まさと）

1950年　京都市に生まれる

1977年　早稲田大学第一文学部卒業

1987年　九州大学医学部卒業，同心療内科入局。九州大学病院心療内科講師を経て，

2013年　北九州医療刑務所

現　在　北九州医療刑務所長，九州大学病院心療内科非常勤講師，摂食障害学会理事，心身医学会代議員，心療内科学会評議員

著　書　「摂食障害という生き方」（中外医学社），「糖尿病の心療内科的アプローチ」（金剛出版），患者さんとの共著として「糖尿病こころの絵物語　病気になる前は，何もかもが輝いていた……」（時事通信社），「ひとりぼっちを抱きしめて」（医歯薬出版）その他，分担執筆多数

訳　書　「摂食障害治療ハンドブック」（分担訳，金剛出版）

鈴木智美（すずき　ともみ）

1959年　東京武蔵野市に生まれる

1987年　福岡大学医学部卒業

1993年　福岡大学大学院医学研究科卒業

福岡大学病院精神科講師を経て，

現　在　可也病院（福岡）勤務，日本精神分析協会正会員，日本精神分析学会運営委員

著　書　「摂食障害の精神分析的アプローチ」「抑うつの精神分析的アプローチ」「精神病の精神分析的アプローチ」「パーソナリティ障害の精神分析的アプローチ」（以上分担執筆，金剛出版），「オールアバウト メラニー･クライン」（分担執筆，至文堂），「現代フロイト読本」（分担執筆，みすず書房），「摂食障害治療ガイドライン」（分担執筆，医学書院）など

訳　書　「メラニー・クライン トゥデイ③」（分担訳，岩崎学術出版社），「拒食症治療の手引き」（岩崎学術出版社）

摂食障害との出会いと挑戦
—アンチマニュアル的鼎談—
ISBN978-4-7533-1079-1

著　者
松木邦裕
瀧井正人
鈴木智美

2014年10月20日　第1刷発行

印刷　広研印刷(株)　／　製本　(株)若林製本

発行所　(株) 岩崎学術出版社　〒112-0005　東京都文京区水道 1-9-2
発行者　村上　学
電話 03(5805)6623　FAX 03(3816)5123